佑幼备急

家庭医疗小帮手

主编 冯晓纯 张凌 张晔

世界图书出版公司

图书在版编目（CIP）数据

佑幼备急：家庭医疗小帮手/冯晓纯，张凌，张晔
主编 . —— 北京：世界图书出版公司，2020.6
ISBN 978-7-5192-7293-7

Ⅰ．①佑… Ⅱ．①冯… ②张… ③张… Ⅲ．①小儿疾
病—防治 Ⅳ．① R72

中国版本图书馆 CIP 数据核字 (2020) 第 027539 号

书　　　名	佑幼备急：家庭医疗小帮手
（汉语拼音）	YOU YOU BEI JI：JIATING YILIAO XIAO BANGSHOU
主　　　编	冯晓纯　张　凌　张　晔
总 策 划	吴　迪
责 任 编 辑	韩　捷
装 帧 设 计	包　莹
出 版 发 行	世界图书出版公司长春有限公司
地　　　址	吉林省长春市春城大街 789 号
邮　　　编	130062
电　　　话	0431-86805551（发行）　0431-86805562（编辑）
网　　　址	http://www.wpcdb.com.cn
邮　　　箱	DBSJ@163.com
经　　　销	各地新华书店
印　　　刷	长春市农安胜达印刷厂
开　　　本	787 mm×1092 mm　1/16
印　　　张	10.5
字　　　数	137 千字
印　　　数	1—5 000
版　　　次	2020 年 6 月第 1 版　2020 年 6 月第 1 次印刷
国 际 书 号	ISBN 978-7-5192-7293-7
定　　　价	58.00 元

编 委 会

目录

第五部分　特色疗法

第一部分

基础知识

　　当孩子从出生到长大为成年人，其间需要经历数个阶段，所面临的问题也在不断变化。从襁褓中的婴儿到成熟的高中生，从婴儿的喂养到青春期的心理问题，成长中的每一件小事都关乎孩子的身体健康。本部分内容将帮助我们知道孩子成长轨迹中值得注意的事项，了解孩子成长各个阶段的特点，知晓孩子生长发育的规律，明白孩子生病时如何就医，熟悉一些关于医学的基础小知识。

孩子在成长过程中经历的几个时期

儿童从出生开始就一直处于不断生长发育的动态变化过程中，随着年龄的增长，各系统组织器官逐渐长大和发育完善，功能也会愈发的成熟。根据儿童解剖、生理和心理特点，一般将儿童年龄划分为7个时期。

一、胎儿期

胎儿期也就是宝宝还在母亲肚子里的那段时期。首先，生命开始于受精卵，从受精卵形成至胎儿娩出止为胎儿期，共40周，280天，俗称"十月怀胎"。胎儿期胎儿在宫内发育过程分为三个阶段：①胚胎期（妊娠早期）：自形成受精卵至未满13周；②胎儿中期（妊娠中期）：自满13周至未满28周；③胎儿晚期（妊娠晚期）：自满28周至胎儿娩出。

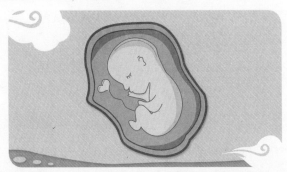

胎儿期是儿童年龄分期的第一个时期，此期的胎儿完全依靠母体生存，由于胎盘和脐带异常或其他原因引起的胎儿缺氧、各种感染以及孕妇营养不良、吸烟酗酒、精神和心理创伤等不利因素均可导致胎儿生长发育障碍，严重者可致死胎、流产、早产或先天畸形

等后果。

孕妇的健康、营养、情绪等状况对胎儿的生长发育影响极大，准妈妈们应重视怀孕期间保养和胎儿保健。

目前，国际上同时还将胎龄满28周至出生后足7天定为"围生期"，这一时期的儿童的发病率和死亡率极高，而某些先天性疾病的筛查及早期诊断和治疗也在这一时期就可以进行，故准妈妈们在这一时期也应格外注意。

二、新生儿期

当胎儿发育至完全成熟，宝宝做好来到这个世界上的准备之后，便进入了新生儿期。新生儿期指的是自胎儿娩出脐带结扎至生后28天。

新生儿期是儿童生理功能进行调整以逐渐适应外界环境的阶段，此时儿童脱离母体开始独立生活，体内外环境发生巨大变化，由于自身的生理调节和适应能力不够成熟，不仅发病率高，死亡率也高，因此要特别的重视。在这一时期应该加强对各种疾病的预防，提倡母乳喂养，做好科学育儿。

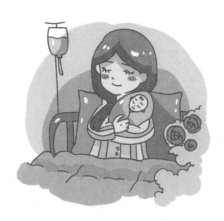

三、婴儿期

婴儿期指的是出生后至满1周岁，新生儿期也属于婴儿期。此期为儿童出生后生长发育最迅速的时期，也就是我们常说的"第一生长高峰"。因此对能量和营养素尤其是蛋白质的需要量相对较大，但宝宝的消化吸收功能尚未完善，很容易发生消化功能紊乱和营养不良。故提倡母乳喂养和合理的营养指导十分重要。自4～6个月开始宝宝们就应添加辅食，为接下来的断乳做好准备。同时要按时进行预防接种，定期进行体检，积极预防各种感染性疾病和传染病的发生。

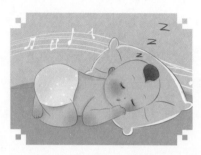

四、幼儿期

过了周岁之后，宝宝就进入到下一个年龄分期，即幼儿期。幼儿期是指儿童自满1周岁到3周岁的这一段时期。

此期儿童生长发育速度较婴儿期已经开始减慢了，但活动范围越来越广，接触周围事物的机会增多，智能发育更加突出，语言、思维和社会适应能力逐渐增强，自主性和独立性不断发展。这个时期家长们应防止宝宝意外创伤、中毒和异物吸入，加强断奶后的营养和喂养指导，重视传染病的预防，还应着手进行生活习惯和卫生习惯的培养和训练。

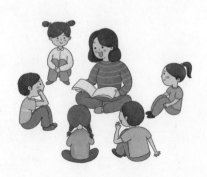

五、学龄前期

幼儿期后接下来的一个时期是学龄前期，指的是儿童满3周岁到6周岁。

这时候儿童的体格发育速度进一步减慢，达到稳步增长，而智能发育更趋完善，可爱宝宝变成了好奇宝宝，好奇、多问、好模仿，语言和思维能力进一步发展，自理能力增强。对于孩子提出的问题，家长一定要有耐心，因为此期儿童具有较大的可塑性，故应加强早期教育，培养其良好的道德品质和生活自理能力，为入学做好准备。在这一时期还要特别重视对宝宝书写姿势的培养，保护好视力；还应该注意口腔卫生，保护好牙齿。

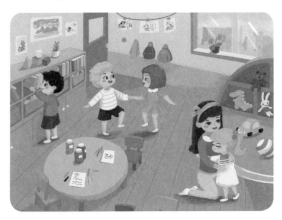

六、学龄期

等到儿童入学之后，就进入了下一时期即学龄期。学龄期指的是自6周岁到进入青春期前的一段时期。

此期儿童体格生长仍稳步增长，除生殖系统外各器官发育已接近成人水平，智能发育较前更成熟，理解、分析能力逐渐增强，是长知识、接受科学文化教育的重要时期，也是儿童心理发展上的一个重大转折时期，应加强教育，促进其德、智、体、美、劳全面发展。但是此期仍要注意养成儿童良好的学习与生活习惯，进行体育锻炼，保证营养及充足的睡眠。

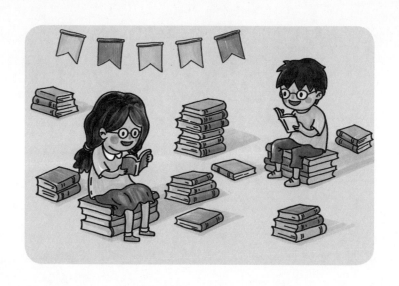

七、青春期

儿童的最后一个年龄分期是青春期，以性发育为标志，一般女孩从 11 岁开始到 18 岁，男孩从 13 岁开始到 20 岁左右。本时期最大的特点是儿童生长再次加速，出现第二个生长高峰，同时生殖系统发育加速并趋于成熟。因此，此期除了要保证供给足够营养以满足生长发育加速所需，加强体育锻炼和注意充分休息外，还应及时进行生理、心理卫生和性知识的教育，使之树立正确的人生观，培养其良好的道德情操，使孩子们拥有健康的生活方式和正确的价值观念。

（朱浩宇　宋敏）

孩子的生长发育规律是怎样的

生长发育是小儿不同于成人的最根本的生理特点，生长和发育两者密切相关，一般以"生长"表示形体的增长，"发育"表示各种功能的演变。生长和发育两者密切相关，通常的"发育"一词实际是包含了机体量和质两方面的动态变化。其发展过程受到诸多因素的影响，也遵循一定的规律。

一、其发展的规律性

1. 生长发育是连续的、有阶段性的过程

生长发育在整个儿童时期不断进行，各年龄阶段生长发育有一定的特点，不同年龄阶段生长速度不同。例如，体重和身长在生后第一年，尤其前三个月增加很快，第一年为生后的第一个生长高峰，第二年以后生长速度逐渐减慢，至青春期生长速度又加快，出现第二个生长高峰。

2. 生长发育遵循着一定的顺序性

生长发育遵循由上到下、由近到远、由粗到细、由简单到复杂的规律，认识事物遵循由低级到高级的规律。如出生后运动发育的规律是：先抬头，后挺胸，再会坐、立、行（从上到下）；从臂到手、从腿到脚的活动（由近到远）；从全掌抓握到手指拾取（由粗到细）；先画直线后画圈（由简单到复杂）。认识事物的过程是：先会看、听、感觉事物，逐渐发展到有记忆思维，分析判断事物（由低级到高级）。

3. 各系统、器官生长发育不平衡

人体各器官、系统的发育顺序遵循一定规律。如神经系统发育较早，脑、脊髓、视觉器官和反映头颅大小的头围、头径，只有一个生长突增期，其快速增长阶段主要出现在胎儿期至6岁前，出生时脑重已达成人脑重的25%，而此时体重仅为成人的5%左右，6周岁时脑重约1 200 g，达成人脑重的90%，头围测量在评价学前儿童（尤其3岁前）神经系统发育方面有特殊重要的意义。

淋巴系统在儿童期迅速生长，胸腺、淋巴结、间质性淋巴组织等在出生后的前10年生长非常迅速，12岁左右约达成人的200%，

于青春期前达高峰，其后，伴随免疫系统的完善，淋巴系统逐渐萎缩，体检时对儿童的淋巴系统状况进行评价，不应以成人标准来衡量，避免药物乱用、过度治疗。

生殖系统发育较晚，出生后第一个十年内，生殖系统外形几乎没有变化，青春期开始后，生长迅猛，并通过分泌性激素，促进机体的全面发育成熟，因此要加强青春期心理及生理指导，保证其健康成长。

其他系统如心、肝、肾、肌肉的发育基本与体格生长相平行。

综上所述，机体各系统的发育既不平衡，又相互协调、相互影响和相互适应。任何一个系统的发育都不是孤立的，而任何一种作用于机体的因素都可对多个系统产生影响。这是人类在长期生存和发展中对环境的一种适应性表现，各系统发育速度与儿童不同年龄阶段的生理功能有关。

4. 生长发育的个体差异

小儿生长发育虽然是有一定规律的，但是在一定范围内受到多种因素的影响，存在相当大的个体差异。所谓正常值也不是绝对的，要考虑个体不同的影响因素，才能较正确地判断是正常还是异常。同时还要进行系统地连续地观察，才能了解小儿生长发育的真实情况。

二、哪些因素可以影响小儿的生长发育

1. 遗传因素

小儿生长发育的特征、潜力、趋向、限度等都受父母双方遗传因素的影响，一般来说，高个子父母所生孩子的身高要比矮个子父母所生的同龄小儿身高要高些，而且男孩的身高主要取决于父亲的身高，而女孩的身高则主要取决于母亲的身高。

2. 营养因素

营养也是影响小儿生长发育的重要因素之一，调配合理的营养是小儿生长发育的物质基础，如营养不足则首先导致小儿体重不增

甚至下降，最终也会影响身高的增长和身体其他各系统的功能，如免疫功能、内分泌功能、神经调节功能等，而且年龄越小，受营养的影响越大。

3. 疾病因素

疾病对小儿生长发育的影响也十分明显，急性感染常使体重不增或减轻，慢性感染则同时影响体重和身高的增长；内分泌疾病（如甲状腺功能减退症）对生长发育的影响更为突出，常引起骨骼生长和神经系统发育迟缓；先天性疾病（如先天愚型）对小儿体格发育和智力发育都会产生明显影响。

4. 环境因素

良好的居住环境和卫生条件如阳光充足、空气新鲜、水源清洁等有利于小儿生长发育，反之则带来不利影响。合理的生活制度、护理、教养、锻炼等对小儿体格生长和智力发育也起着重要的促进作用。家庭的温暖、父母的关爱和良好的榜样作用、良好的学校教育和社会教育等，对小儿性格和品德的形成、情绪的稳定和神经精神的发育都有深远的影响。

（崔圣涛　洪天一）

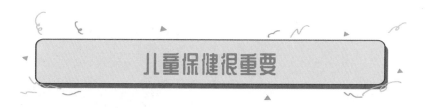

儿童保健很重要

儿童处于生长发育的动态平衡中，变化多且快，不同年龄阶段有不同的特点，年龄越小，身心发育越不完善，极易受到内外环境不利因素的影响。所以掌握好儿童不同时期的生理特点和保健要求，进行系统的保健管理，可以预防儿童疾病，促进孩子们健康成长。下面我们一起来看看每个时期应该做什么保健管理吧！

一、胎儿期保健

1.预防遗传性疾病

这个时期，在我们准妈妈和准爸爸在迎接新生命到来之前，一定要做好遗传咨询的工作，如果我们家族里有遗传代谢类疾病或先天性畸形、智力低下等病史，可以先去医院的遗传代谢科进行咨询再备孕，这样可以有效的降低风险率。

2.预防感染和避免接触有毒化学物质

孕妈妈们应该注意预防感染和避免接触有害物质（铅、汞、苯、有机磷农药、烟中尼古丁等），因为在怀孕早期，胎儿是很脆弱的，极易受到病毒和有害物质的侵害，据统计妊娠早期感染致畸率高达50%，而后致畸率逐渐下降至10%左右，但可导致发育迟缓。所以这个时候一定要做好防护，尽量减少去公共场合，增强抵抗力，为胎儿营造良好的环境。

3.避免接触放射线

孕妈妈们接触放射线后，子代发生染色体畸变的危险性增加，因此，射线特别是增加照射剂量可以引起胎儿发育畸形、白血病以及其他恶性肿瘤，甚至死亡。越是在妊娠早期，这种危害就越严重。

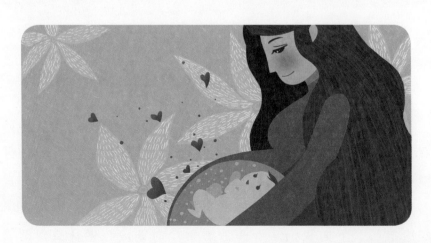

4. 谨慎用药

如果孕妈妈生病或者本身有慢性疾病（如糖尿病、甲状腺功能减退、高血压等）需要药物治疗，一定要先咨询医生再用药物，因为很多药物可经过胎盘进入胎儿体内，据调查药物对胚胎、胎儿的影响与孕周及药物种类有关。

5. 合理膳食和适当的运动

这个时期孕妈妈们的营养、心理状态对胎儿也有很大的影响，所以一定要给孕妇提供合理的膳食搭配，保证充足的营养，定期测量体重，孕妇体重不仅可以反映孕期的营养，同时也与胎儿出生后甚至成年期的健康有很大关系，例如成年期的肥胖、高血压等问题，很多都与胎儿期孕妈妈们的体重有关联。同时在怀孕期间，一定不要忘记运动。在怀孕 3 个月以后，如果身体允许的情况下，可以根据孕妇自身情况，每日安排不少于 30 分钟的低强度身体活动，最好是 1 ~ 2 小时的户外活动。

二、新生儿期保健

1. 调节温度

这个时期一定要调节好室内温度，尤其是在冬天出生的新生儿，有条件的家庭在冬季室内温度应保持在 20 ~ 22℃，湿度以 55% ~ 60% 为宜；夏天出生的新生儿也要做好通风的措施，避免室内温度过高。

2. 喂养

胎儿刚刚从孕妈妈体内脱离，不能从脐带摄入营养，所以在出生后要做好喂养的准备，母乳喂养是最佳的喂养方式，按需喂养；如果母乳不足时，可选用配方乳喂养，一般每 3 小时一次，每日喂养 7 ~ 8 次。值得注意的是纯母乳喂养的新生儿 2 周后应补充维生素 D 400 IU/d。

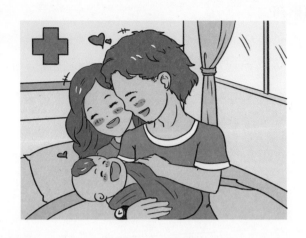

3. 特殊护理

（1）新生儿皮肤娇嫩，衣服应选用柔软的棉布材质，宽松不能过紧，易穿易脱。

（2）在脐带护理上，可用75％乙醇涂布，要特别注意保持脐带残端的清洁和干燥。

（3）新生儿应每日洗澡保持皮肤清洁，脐带脱落前应保护好脐带残端，不可以沾水。

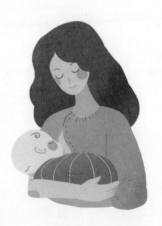

（4）新生儿痤疮、"马牙""螳螂嘴""上皮珠"、乳房肿大、"假月经"、红斑等属于特殊生理现象，不需要特别处理。

（5）可经常变换新生儿体位，俯卧位对其维持呼吸功能有益。

4.促进感知觉发育

因为宝宝刚刚来到这个世界，所以对周围环境处于陌生的阶段，这个时候父母可以给宝宝做抚触按摩，多对他说话、唱歌、微笑，这样可以很好地刺激宝宝们的感知觉发育。

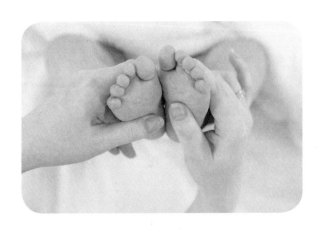

5.预防感染

新生儿很脆弱，一定要做好预防感染的措施，保证室内空气新鲜，避免接触生病的人群，如果宝妈们患呼吸道感染时，接触宝宝时需要戴口罩，用药前应先咨询医生，必要时可用吸乳器将乳汁吸出并消毒后再喂宝宝。

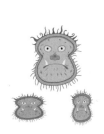

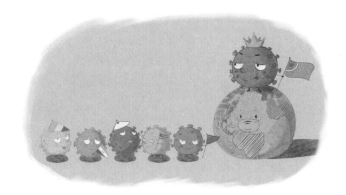

三、婴儿期保健

1.定期健康检查、发育筛查

婴儿期的宝宝需要定期健康体检，测量宝宝的身长、体重、头围等并做好记录，可以帮助我们了解婴儿的生长发育与健康状况，及早发现宝宝的生长迟缓、发育偏离、先天缺陷或疾病，从而进行早期诊断、干预和治疗。婴儿期也是神经心理发育的快速期，主要表现在运动、感知觉、语言及社会情绪的发展。家长们需要定期对婴儿大运动、精细运动、语言及社会情绪的发育进行筛查，了解婴儿发育进展情况。

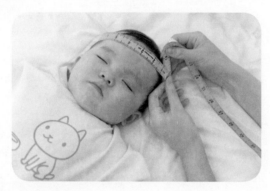

2.均衡营养和添加辅食

这个时期要保证充足的营养和做好婴儿期饮食过渡的准备。我们都知道母乳是婴儿期最理想的食物，不仅营养充沛还可以提高宝宝的抵抗力，但宝妈们因为特殊原因，不能纯母乳喂养时，应首选

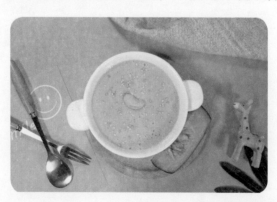

婴儿配方奶粉。应注意维生素 D 的补充，足月儿 400 ~ 600 IU/d，早产儿 600 ~ 800 IU/d。6 ~ 12 个月龄的婴儿要逐步添加辅食（引入固体食物），按照固体食物引入原则和顺序逐步添加，让婴儿逐步适应固体食物的质地，如从糊状转换成泥末状，再转至碎的食物，每添加一种新食物时要观察婴儿的表现和大便性状。

3. 预防疾病

婴儿期要注意疾病的预防，营养缺乏性疾病（如营养性缺铁性贫血、维生素 D 缺乏性佝偻病）和感染性疾病（如呼吸道感染、腹泻等）是婴儿期的常见病，不仅可以影响宝宝的生长发育，而且也是导致这个时期婴儿发病率高、死亡率高的主要原因。

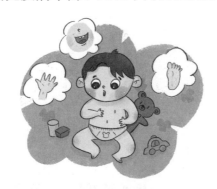

4. 接种疫苗

宝妈宝爸们一定要按计划免疫程序定期去社区防疫站，完成卡介苗、脊髓灰质炎疫苗、百白破三联疫苗、麻疹减毒活疫苗、乙型肝炎疫苗的注射。

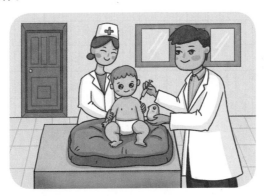

四、幼儿期保健

1. 合理膳食，补充营养

世界卫生组织（WHO）建议继续母乳喂养至 2 岁或更长时间，同时要补充其他适当的食物。如果无法保证母乳喂养，家长们也要给孩子每日幼儿配方奶粉（相当于 350 mL 液体奶的幼儿配方奶粉），或者给予强化铁、维生素 A 等多种微量营养素的食品，幼儿期因体格生长、神经精神发育和活动增多的需要，必须供给足够的热量和各种营养素，同时，辅食种类也要不断增多，逐渐向食物的多样化过度。培养宝宝良好的进食习惯，每日 5 ~ 6 次进餐，一日三次主餐，上下午两主餐间各安排以乳类、水果和其他稀软面食为内容的点心，晚饭后也可加餐。

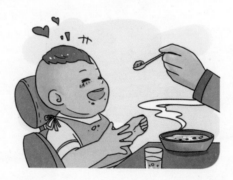

2. 定期健康检查

这个时期的宝宝要继续定期健康体检，每半年一次，在基础体格检查外，还要增加微量元素、骨密度、25- 维生素 D 的检查，如果我们在健康体检中发现宝宝有生长发育异常、营养缺乏性疾病、肥胖等问题应在医师指导下，及时干预和治疗。

3. 促进神经心理发育

幼儿期儿童神经精神发育较迅速，语言、大动作、精细运动、语言明显发展，所以这个时期要注意促进幼儿动作、语言、认知和情绪（社会能力）的发展，同时，家长们要培养幼儿良好的行为习惯。

4. 预防接种

此期基础免疫已基本完成，仍然要按期进行加强免疫。

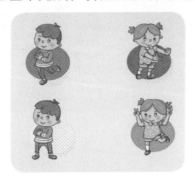

5. 预防疾病和意外伤害

幼儿期宝宝免疫功能差，对危险的事物也缺乏认识，但因接触外界事物和活动范围扩大，极易发生传染性疾病和意外伤害，所以这个时候家长们一定要做好防护。

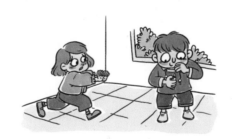

五、学龄前期保健

1. 科学的营养搭配

为满足这一时期儿童生长发育的需要，家长们给孩子的饮食搭配上要包括谷类食物、鱼、蛋、肉、禽类、蔬菜水果和豆制品、乳类。每日 4～5 餐，3 餐为主食，可加 1～2 餐的点心。

2. 入学前期教育及准备

学龄前期儿童即将要进入学龄期，这是一个重要的转折点，要做好学龄前准备，培养孩子们良好的学习兴趣和习惯，为进入学龄期打好基础，发展他们的想象力、注意力，使他们具备良好的心理素质。

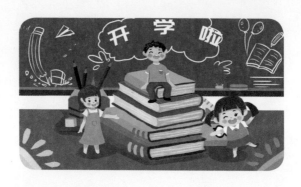

3. 定期体格检查

这个时间家长仍然要带孩子每年进行1次体格检查，以了解儿童的营养状况和生长速度。如果我们的孩子每年体重增长 < 2 kg，每年身高增长 < 5 cm，可能是生长缓慢，甚至是矮小症，应及时诊断并治疗。

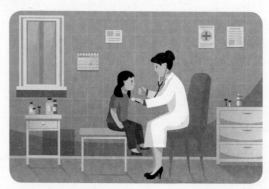

4. 视力、听力和口腔保健

（1）视力保健

这个时期家长们要做好儿童视力保健，指导孩子正确坐姿，比如眼睛离桌面上的纸或书的距离要保持 30 cm 左右，坐的姿势要端正，桌椅高度要适宜等，3岁及以上的孩子一般每6个月检查一次视力。

（2）听力保健

此期要注意防治中耳炎，定期进行听力检查，特别是语言发育迟缓或发音不清的儿童。如果发现有听力障碍的儿童，要尽早佩戴助听器,早期进行听力语言康复训练。

（3）口腔保健

家长要带孩子每年进行口腔检查 1～2 次,并对牙齿涂氟保护,尽早发现龋齿,及时治疗。指导儿童保护牙齿,培养早晚刷牙、饭后漱口的良好口腔卫生习惯。

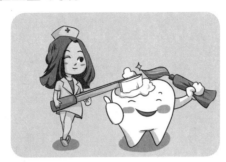

5. 预防意外事故

学龄前期儿童充满探索精神,但是缺少对危险事物的认识,极易发生意外事故。家长们要给学龄前期儿童进行安全教育。幼儿园也要定期开展意外灾害发生时的防护和自救演练。

六、学龄期保健

1. 培养学习能力和开展体育锻炼

学龄期儿童的主要活动就是学习,家长们应该为孩子提供适宜的学习条件,培养良好的学习兴趣和习惯。并且适当增加孩子的体育锻炼时间,增强体质。

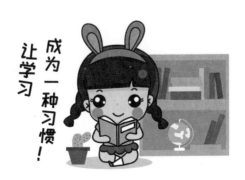

让学习成为一种习惯!

2. 保证充足的营养和平衡膳食

学龄期儿童体格增长速度已经稳定，骨骼正处于生长发育的阶段，所以仍应注意合理的营养和平衡膳食搭配。多食富含钙、蛋白质、维生素的食物，如牛乳（500 mL）、豆制品、海类产品及新鲜蔬菜水果。

3. 定期体格检查

这个时期仍然需要监测儿童的生长发育指标，并且要筛查儿童注意力、学习能力等。

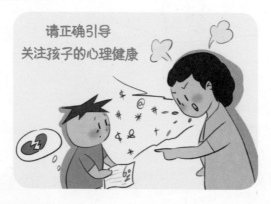

4. 眼、口腔保健

家长要定期给孩子进行视力和口腔检查，一般每年做视力、口腔检查一次，预防近视和龋齿的发生。

七、青春期保健

1. 保证充足的营养和合理平衡膳食

从青春期开始，儿童生长迎来了第二个高峰，所以青少年对各

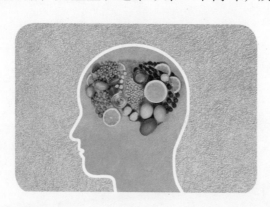

种营养素的需求量也在增加。一般每日 3 餐，合理搭配，尤其要养成吃早餐的习惯，多吃蔬菜，少吃动物脂肪和糖类食品。每日膳食中应含有新鲜蔬菜和水果，每日摄入一定量的乳类和大豆食品，以补充钙的需要。

2. 预防常见青春期营养和性发育问题

青少年因体内激素水平和生长的变化，极易出现超重或肥胖、营养性缺铁性贫血、月经、遗精、手淫、青春期妊娠和避孕、性传播疾病等问题。家长们要做好疏导和性发育的指导工作，必要时要及时就医。

3. 性心理发展和保健

青春期保健主要通过有效的教育手段传播科学的性知识和性道德，纠正有关性的认识和行为上的偏差，帮助青少年建立健康的性意识，确立正确的性爱观。

（崔伯琳　洪天一　张晶）

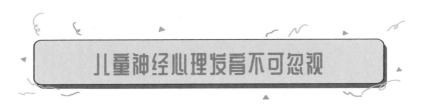

儿童神经心理发育不可忽视

儿童和青少年的神经心理发育遵循着一定的规律，神经系统的发育是儿童心理发育的物质基础，神经系统发育正常与否与儿童心理发育密切相关。家长们掌握每个时期孩子心理行为发育的规律，可以早发现孩子们的发育偏差，及时纠正或治疗。

一、神经系统发育

1. 大脑的发育

胎儿及婴幼儿时期神经系统的发育在各系统中居领先地位，生后前 3 年，尤其第 1 年特别迅速。新生儿出生时脑重约 390 g，只有成人的 1/3；9 个月时约 660 g，较新生儿期增加一倍；2 岁时宝宝脑重可以达到 900 ～ 1 000 g，为成人脑重的 2/3；6 ～ 7 岁时接近成人脑重的 90%。儿童出生时大脑神经细胞数目已基本与成人相同（约 1 000 亿），但细胞分化还在继续。3 岁时大脑皮质 6 层结构才基本完成，8 岁已接近成人，这就是我们人类大脑发育的基本过程。

2. 环境对脑发育的影响

我们大脑的发育并非是随年龄增长而自然成熟，除了新陈代谢所需营养物质外，最重要的就是需要外界环境的刺激和影响。外界刺激愈频繁、愈强烈，脑细胞发育速度就愈快。这就表明了大脑是可以被环境或经验所修饰的。所以，家长们应该抓住孩子 3 岁以前的关键年龄段进行早期教育和大脑的开发。

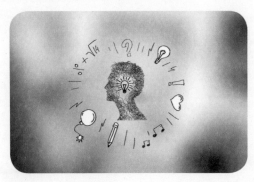

二、运动语言行为发育

1. 运动发育

儿童运动能力的发展与其脑的形态及功能的发育密切相关，同时也与脊髓及肌肉的功能有关。运动发育是婴幼儿神经精神发育的一个重要体现，同时运动发育又能促进儿童的神经精神发育。

（1）运动发育规律

儿童运动的发育有一定的顺序，就是不同年龄阶段会出现不同的运动行为，而且运动的发展还遵循着一定的规律。

1）从头到尾：运动的发育是自上而下的。比如说先能抬头，再到两手取物，然后坐、立、走。

2）从泛化到集中：从不协调到协调的过程。比如看到胸前的玩具，抓来抓去，但都抓不到。

3）从近到远：先近端肌肉发育，再到远端肌肉发育。比如先能抬肩，然后手指取物。

4）先正后反：儿童正面的动作会先于反面的动作。例如先学会用手抓东西，再学会放下东西。

（2）大运动发育规律

宝宝大运动发育是经历从抬头、翻身、坐、匍匐、爬行、立、走、跳这样一个过程，一般2个月俯卧抬头，4个月竖头稳定，6~7个月会坐，8~9个月会爬行，12~15个月独走稳，2岁会跑、会双脚跳，4岁独脚跳。

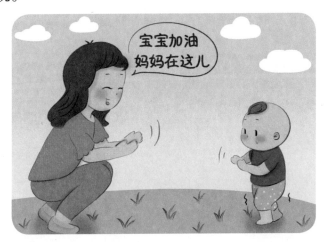

（3）精细动作发育规律

我们知道手是我们认识事物的一个重要部位，正是有了一双灵巧的手，才能使人与动物区别开来，它的发育也遵循着一定的规律：6个月伸手够抓面前的玩具，8个月会用拇指、示指平夹取物，10个月能将手中的物体放掉，15个月

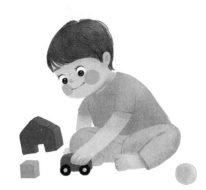

可以用匙取物，18个月时可以叠2~3块积木，2岁叠6~7块积木、能一页一页地翻书，3岁叠9~10块积木、会用筷子吃饭，4岁时已基本能自己穿衣服。

2. 语言发育

语言为人类所特有，是人们交往、思维的工具。语言的发展离不开听觉器官、发音器官和大脑功能的完善，以上任何一项功能的异常都有可能造成语言障碍，可以导致儿童不会说话或者语言表达能力差。

1岁以前儿童主要是咿呀作语和初步理解阶段，听懂几样物品的名称，会招手"再见"，或拍手表示"欢迎"。以后开始学说话，1~1.5岁时出现不完整的单词句，例如"饭饭"可以表示"我要吃饭"，也可以表示"这是饭饭"。1.5~2岁时会出现"电报句"，例如"妈妈抱抱、宝宝吃"等。1岁以前仅能说出1~2个词，以后迅速增加，1岁半时词数100个，2岁时300~400个，三岁时1 000~1 100个，4岁时1 600个，5岁时2 200个，6岁时2 500~3 000个，2岁左右的语言大部分是完整句。孩子的语言发育是需要良好的语言环境、生活环境的，儿童也会模仿成人的语音和词语，在家长们的鼓励、重复、强化下儿童的语言发育能得到良好的发展。

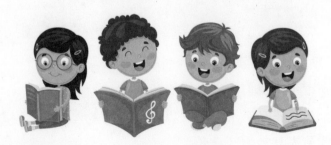

三、心理发育

1. 感知觉的发展

感知觉的发育是婴儿神经心理发育一个基本的过程。包括了视觉、听觉、嗅觉、味觉和皮肤感觉，家长们在照顾婴儿的过程本身就为婴儿的视、听、嗅、味和触觉提供了刺激，所有这些刺激在婴儿的认知发育中起重要作用。

（1）视觉发育

视觉刺激在儿童与其环境联系中提供着重要的信息，尤其婴儿期发育迅速。新生儿出生时就有视觉，但视觉不敏感，对光刺激有反应，有瞳孔对光反射。3 ~ 4 个月时开始有部分调节，12 个月时才完善。儿童双眼视觉发育的关键期是从出生后几个月开始，一直延续到 6 ~ 8 岁，但最关键的时期是在 1 ~ 3 岁。

（2）听觉发育

听觉发育是儿童语言发展的必要条件之一，1 个月的婴儿对铃声有反应，3 ~ 4 个月时头能转向声源，8 ~ 9 个月可迅速寻找声源。正常儿童的听觉强度为 0 ~ 20 dB。如果听觉强度在 20 ~ 40 dB 为轻度听觉障碍，40 ~ 60 dB 为中度听觉障碍，60 ~ 80 dB 为重度听觉障碍，大于 80 dB 以上为极重度听觉障碍。

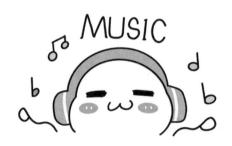

（3）皮肤感觉发育

随着年龄的增长，儿童皮肤感觉的灵敏度和定位能力逐步提高，同时手部皮肤在感知周围物体中起到了极其重要的作用。2 ~ 3 岁儿童已能辨别各种物体软硬、冷热等属性，5 ~ 6 岁能区别相同体积而重量不同的两个物品。皮肤对婴儿的生存和适应有重要意义。

（4）嗅觉和味觉发育

婴儿灵敏的嗅觉可以保护其免受有害物质的伤害，并可以帮助他更好地了解周围的人和事物。出生后6日的新生儿就表现出能准确转向自己母亲用过的奶垫一侧，3～4个月能区别令人愉快与不愉快的气味。人的主要味觉有四种：酸甜苦咸，味蕾在胎儿7～8周开始发育，新生儿对味觉已经发育完善，4～5个月时对食物味道的任何改变都会出现非常敏锐的反应。

2.注意的发展

提到"注意的发展"，很多家长并不陌生了，有很多家长们都会关注孩子注意力集中时间，注意其实是心理活动对一定对象的指向和集中。它分为无意注意和有意注意。无意注意是自然发生的，无须意志努力的注意。有意注意是指自觉的，有预定目的的注意。早在新生儿时期就已经有无意注意，比如生后的第一个月内外界各种强烈的刺激就可以引起新生儿的注意。3个月的婴儿可以短时间内比较集中的注视人脸和声音，5～6岁可以独立控制注意力，据研究，5～7岁儿童，注意力集中时间为15分钟左右，7～10岁为20分钟左右，10～12岁为25分钟左右，12岁以后为30分钟。

3.记忆的发展

记忆是指人们在过去生活实践中经历过的事物在大脑中遗留的印记。我们知道人如果没有记忆，就不可能积累经验和增长知识。那人类记忆是如何发展的，让我们来看一看。

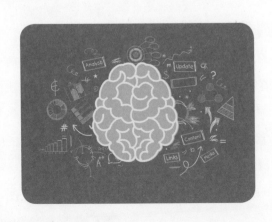

记忆从新生儿期就开始了，人类最早的记忆就是新生儿出生后第2周出现哺乳姿势的条件反射，3~4个月开始出现对人与物的认知，5~6个月已经能再认妈妈，但重现还没有出现，1岁时能再认几日或10日前的事物，3岁时可以再认几个月以前的事，4岁时可以再认更久以前的事。大多数人的童年生活回忆只能追溯到4~5岁。

4. 思维的发展

思维是客观事物在人脑中概括的、间接的反映。婴幼儿期是人的思维发生和初步发展时期。思维是人区别于动物的基本界限。儿童的思维是在他与周围现实世界之间相互交往的活动中逐渐发展起来的。

幼儿期的思维特点是直觉行动思维，这种思维与对事物的感知和儿童自身的行动分不开，也就是幼儿不能离开物体和行动而主动地计划和思考，因而思维不具有计划性和预见性。学龄前期思维是具体形象思维，也就是说此时的思维主要依赖事物的具体形象或表象以及它们的彼此联系来进行，比如说他看到比他年龄小的叔叔，他不肯叫，因为在头脑中比他年龄小的是弟弟，而叔叔应该要比他年龄大。在学龄前期的后段不断地发展，逐渐出现抽象概念思维，就是运用概念，通过判断、推理的思维形式达到对事物本质特征的联系认识过程。所以思维的发展是经过直觉行动思维、具体形象思维再到抽象逻辑思维的过程。

5. 想象的发展

想象是人脑对已有表象进行加工改造而创造出新形象的过程。想象与回忆不同，回忆是指过去感知过的事物形象再现，而想象则是人在已有表象的基础上，根据语言的调节在头脑中形成过去从未感知过的新形象。

1岁以前的婴儿没有想象，1~3岁开始有想象的萌芽。进入学龄前期的儿童想象要丰富得多，从日常生活的人和玩具逐渐扩大到社会环境，甚至宇宙。不仅想象的对象广了，想象的内容变得完整、细致和系统，并且加入很多创造性成分。

（崔伯琳　韩月）

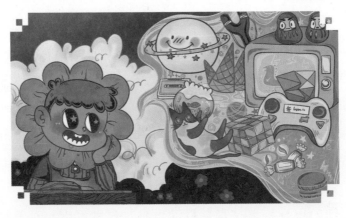

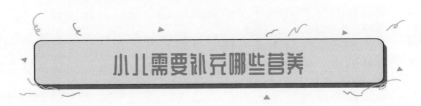

营养是保证儿童正常生长发育、身心健康的重要因素，良好的营养可以促进体格生长和智力发育，而营养不足则可导致生长迟缓、体重不增，甚至发生营养障碍和缺乏。儿童生长发育迅速，所需的营养素也相对较多。比如婴儿期和青少年期生长发育迅速，这个时期如果没有充足的营养，极易发生各类营养问题。下面我们来看看儿童营养都包含哪些营养素。

中国营养学会 2000 年出版的《中国居民膳食营养素参考摄入量》把营养素分为：热量、宏量营养素（包括蛋白质、脂类、碳水化合物）、微量元素（包括矿物质和维生素）、其他膳食成分（包括膳食纤维、水、其他生物活性物质）。

一、热量

热量是来自食物中的宏量营养素，主要由碳水化合物、脂肪和蛋白质在代谢过程中氧化所释放的热量提供。儿童热量消耗可分为五个部分。

1. 基础代谢所需

指人体在清醒、安静、空腹情况下，于 18 ~ 25℃环境中，维持生命基本活动所需的最低热量。

2. 生长发育所需

儿童处在不断生长发育的过程中，体格、器官的增大，功能的成熟，均需增加热量消耗。

3. 活动所需

儿童活动时需要消耗热量，其多少与身材大小、活动强度、持续时间、活动类型等均有密切关系。

4. 食物的生热效应所需

因摄入食物引起热量代谢额外增高的现象称为食物热效应。

5. 排泄物中丢失的热量

食物中的碳水化合物、蛋白质和脂肪如不能完全消化吸收，其代谢产物也需要从体内排出。

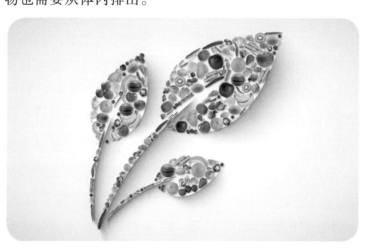

二、宏量营养素

1.蛋白质

蛋白质是机体保证所有细胞构成和功能的重要物质，是各种组织的成分之一，是维持生命不可缺少的营养素。儿童特别是婴幼儿需要大量的蛋白质供生长发育所需。

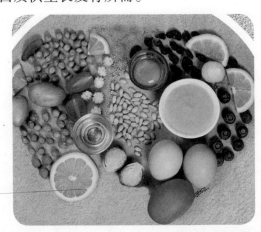

2.脂类

脂类包括脂肪和类脂，类脂又包括磷脂和固醇类，必需脂肪酸为婴幼儿生长发育的重要物质基础，尤其对中枢神经系统，视力、认知的发育，维持细胞膜的完整性及前列腺素的合成起着极为重要的作用。

3.碳水化合物

碳水化合物是最重要、最经济的提供热量的营养素。如供应不足，机体动用脂肪产热，使脂肪氧化不全的产物——酮体过多。而糖和脂肪均不足时，则动用蛋白质提供热量，从而影响儿童的生长发育。

三、微量营养素

1.维生素

维生素可分为脂溶性（维生素 A、D、K、E）和水溶性（B 族维生素和维生素 C）。它虽不能提供热量，需要量又较少，但为人体所必需的营养素，对维持生长发育和生理功能起重要作用。

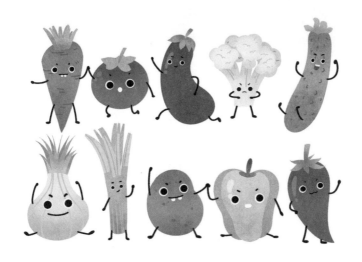

（1）维生素 A

维生素 A 化学名为视黄醇，主要功能为维持正常视觉功能，促进生长，维持上皮细胞的完整性及形成视网膜内视紫质，促进全身免疫功能，保护生殖系统及维持正常骨骼、牙齿发育。缺乏可引起干眼症、夜盲症、角膜溃疡和穿孔、皮肤干燥、毛发干枯、生长发育迟滞、易感染等。维生素 A（视黄醇）只存在于动物类食物中，以动物肝脏、蛋黄、奶油、鱼肝油中含量较高。据研究，婴幼儿服用维生素 A，如一次剂量超过 30 万国际单位时（每克普通鱼肝油含维生素 A 850 国际单位，每克浓鱼肝油含维生素 A 5 万 ~ 6.5 万国际单位），会引起急性中毒。每天服用 5 万 ~ 10 万国际单位，连续服用 6 个月左右，即可发生慢性中毒。

（2）B 族维生素

B 族维生素以 B_1、B_2 及烟酸最为重要。在糖类供能过程及蛋白质代谢中起重要的辅酶作用。此外，B_{12} 及叶酸则主要与造血系统功能有关，B_6 参与氨基酸及脂肪代谢。

1）维生素 B_1（硫胺素）：参与糖类代谢，对消化、循环、神经、肌肉系统正常生理功能起重要作用。缺乏时可引起脚气病、周围神经炎及消化不良。肉、鱼、蛋、乳、豆、米、面类含有丰富的维生素 B_1，但谷类以外皮及胚芽中含量最高。

2）维生素 B_2：为人体许多重要酶的组成成分，参与细胞呼吸的氧化还原过程及糖类中间代谢。缺乏时可出现唇干裂、口角炎、唇炎、舌炎、眼结膜炎、阴囊炎以及生长发育迟滞、贫血等。动物内脏肝、肾、心，蛋，乳类，绿叶蔬菜，全麦，以及豆类中含有丰富的维生素 B_2。

3）烟酸：因乳中富有烟酸，故婴幼儿中少见缺乏者。但以玉米、高粱为主食者可发生缺乏症，这些谷类可影响烟酸吸收。缺乏时可发生陪拉格病，出现身体裸露处皮炎、腹泻及神经炎。肉类、肝脏、花生和酵母中含量较高。

（3）维生素C

维生素C是强抗氧化剂。缺乏时可出现坏血病，易出血，易感染，生长停滞，伤口愈合差。新鲜水果中含量较丰富，如橘子、山楂、猕猴桃、番茄、青椒。

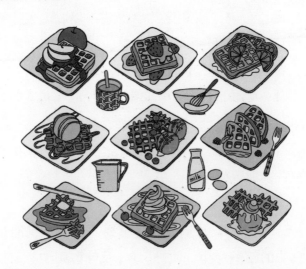

（4）维生素D

维生素D促进肠道吸收钙磷及参与骨化过程。缺乏维生素D可发生营养性佝偻病，骨骼生长受阻，婴儿可有手足搐搦，青少年及成人可发生骨软化症。动物肝脏、蛋、鱼肝油中含量较高。长期过量（每日 500 ~ 750 μg）服用可发生中毒，表现为食欲不振、呕吐、便秘、多尿、头痛、血钙过高，严重者发生脏器钙盐沉着，以肾脏为多，使肾功能受损。

（5）维生素E

维生素 E 是可保护细胞膜的不饱和脂肪酸，使之不被氧化，使细胞膜的脂质维持正常功能。缺乏时容易出现红细胞被破坏、肌肉的变性、贫血症、生殖机能障碍。新生早产儿缺乏时可发生红细胞溶血性贫血及硬肿症。维生素 E 主要存在于植物胚芽油中，花生油、玉米油中最多，绿叶蔬菜、豆类中也很多，肉、蛋中也存在，人乳含量较牛乳多 6 倍，初乳含量为成熟乳的 3 倍。

（6）维生素K

维生素 K 可以促进凝血酶原合成。缺乏时可见出血症状。早产儿及新生儿摄入过多时，可发生高胆红素血症。

2. 矿物质

组成矿物质的各种元素在人体内的含量和人体每日膳食需要量的不同，可将各种元素分为两大类：常量元素、微量元素。

（1）**常量元素**

钙、磷、镁、钾、钠、氯和硫等元素，其主要生理功能为构成人体组织的重要成分。

1）钙：钙是骨骼与牙齿的主要成分，占全身钙的 99%，其余 1% 的钙分布在软组织、细胞外液和血液中。乳类是钙最好的来源，海产品、豆类、蔬菜中含钙量也高，小儿饮食中长期缺钙可引起佝偻病和手足搐搦症。

2）磷：为人体组织的重要成分，可与钙、钾、蛋白质、脂肪结合构成骨骼、牙齿、肌肉、神经等组织及多种酶的重要成分。缺乏时可引起佝偻病。乳、肉、鱼、蛋及谷类、蔬菜中含量丰富，但谷物中磷利用率低，因磷常与植酸同时存在。

3）钠与氯：主要调节体内电解质及水的平衡。缺乏时引起酸碱平衡失调。

4）钾：起调节酸碱平衡和神经肌肉活动的作用。缺乏时发生低钾血症，表现为肌无力、肠麻痹、心音低弱。过量引起高钾血症，发生心脏传导阻滞。有些食物中钾的含量也不少，如乳类、肉、橘子及胡萝卜中。

5）镁：健康人一般不会发生镁缺乏。

（2）微量元素

微量元素在人体内含量极少，但有重要生理功能，必须通过食物摄入，称为必需微量元素。

1）铁：为血红蛋白、肌红蛋白、细胞色素 C 和多种酶的主要成分。缺乏时引起体内缺铁及小细胞性贫血，体格及智力发育也受到影响。动物肝脏、瘦肉、豆类、海产品含铁量高且吸收率好，绿叶蔬菜、蛋中含量也较高，乳类最低，但人乳中铁吸收率高达 50%。

2）锌：参与很多机体生理功能。缺锌影响儿童智力发育，导致食欲减退、生长滞缓，引起矮小症、贫血、性腺发育不良、皮炎、伤口愈合差、学习成绩差等情况。孕妇缺锌引致胎儿畸形及出生体重低、围生期并发症。人初乳中锌含量甚高，以后迅速下降，但也维持一定水平。其他不少食物如动物肝脏、肉、鱼中都含有锌。

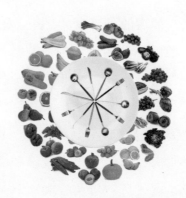

3）碘：主要用于制造甲状腺素，促进新陈代谢，加速生殖和中枢神经系统发育。缺碘可引起甲状腺功能减退、儿童生长发育迟滞、智力低下。海产品如紫菜、海带等碘含量高，故沿海居民很少发生缺碘。缺碘在山区多见。

四、膳食纤维

膳食纤维是一种多糖，既不能被人体胃肠道消化酶所消化，也不能被吸收利用，具有吸收大肠水分、软化大便、增加大便体积、促进肠蠕动的功能。不提供热量，具有控制体重的作用。

（崔伯琳　王丽丽）

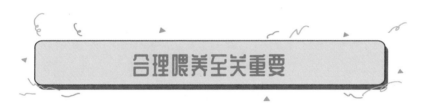

合理喂养至关重要

合理喂养在孩子生长发育过程中至关重要，不同年龄段的孩子喂养方式也不一样。

一、婴儿期

1. 喂养的三种方式

（1）母乳喂养

2002 年世界卫生组织和联合国儿童基金会制定了《婴幼儿喂养

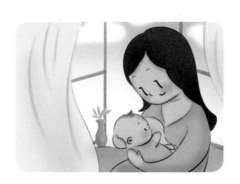

全球策略》，提出了全球公共卫生建议：婴儿应于生后1小时内开始母乳喂养，在此之前不应喂任何食物或饮料，婴儿生后最初6个月内应纯母乳喂养；婴儿6个月后应及时添加辅食，在添加辅食基础上继续母乳喂养至2岁或2岁以上。

（2）人工喂养

由于各种原因，孕妈妈不能用母乳喂养婴儿时，那我们也可采用其他动物乳如牛乳、羊乳、马乳等或以大豆为基础的配方乳及其他代乳品，调配恰当，注意消毒，也能满足婴儿营养需要，达到生长发育良好的目的。

人乳与各种动物乳成分比较

单位：g/L（g/dL）

	蛋白质	酪蛋白	白蛋白	脂肪	糖	盐类
人乳	12（1.2）	4（0.4）	8（0.8）	38（3.8）	68（6.8）	2（0.2）
牛乳	35（3.5）	30（3.0）	5（0.5）	37（3.7）	46（4.6）	7.5（0.75）
羊乳	40（4.0）	32（3.2）	8（0.8）	48（4.8）	48（4.8）	8.5（0.85）
驴乳	21（2.1）	8（0.8）	13（1.3）	15（1.5）	60（6.0）	4.5（0.45）
马乳	25（2.5）	——	——	19（1.9）	62（6.2）	5.0（0.5）

牛乳：牛乳蛋白质含量虽高，但以酪蛋白为主，入胃后凝块较大，不易消化。矿物质含量较高，含饱和脂肪酸较多而不饱和脂肪酸较少，都不利于婴儿消化，一般不建议采用牛乳作为母乳替代品。如果采用牛乳时可通过以下方法对牛乳进行改造：加热；加糖（每100 mL牛乳中可加蔗糖5～8 g）；加水（生后不满2周者采用2∶1，以后逐渐过渡到3∶1或4∶1，满月后可用全乳）。

配方乳：大多数的配方乳以全乳为基础，将牛乳的蛋白质和矿物质降低到接近母乳，以减少渗透压和肾脏的排泄负荷。配方乳比牛乳更符合婴儿生长需要，因此在缺乏母乳的情况下应首选配方乳，同时为了保证铁的供应和良好的铁营养状况，在最初的 24 个月中都应选用配方乳。

（3）混合喂养

因各种原因母乳不足或母亲不能按时给婴儿哺乳时，需加喂牛乳或其他代乳品。6 个月以内婴儿因母乳量不足需进行混合喂养时母乳哺喂次数一般不变，可先喂母乳，将乳房吸空，婴儿未吃饱可再补授乳品或代乳品。补授的乳汁量按婴儿食欲及母乳量多少而定。

2. 添加辅食的原则

宝宝在 4 ~ 6 个月时就要添加辅食了，家长们一定要遵循这个顺序：从稀到稠、从少到多。比如说可先添加米糊、稀粥，再到稠粥最后到烂饭，先吃菜泥再吃碎菜。

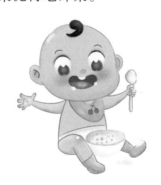

添加辅食的顺序

月龄	添加的补充食品
4 ~ 6	米糊、乳儿糕、营养米粉、烂粥等 蛋黄、鱼泥、豆腐、动物血 果汁、菜泥、水果泥
7 ~ 9	烂面、烤馒头片、饼干 鱼、蛋、肝泥、肉末
10 ~ 12	厚粥、软饭、挂面、馒头、面包 碎菜、碎肉、油、豆制品

注：断母乳后仍应吃 400 ~ 500 mL 的乳制品

二、幼儿期

幼儿的咀嚼功能虽已较婴儿成熟，但乳牙正在陆续萌出，尚未出齐，胃肠消化吸收功能仍较年长儿及成人差，而其饮食正从乳类为主转变为以粮食（谷类）为主，加鱼、肉、蔬菜、油等混合饮食，从流质、半流质转变为半固体、固体食物。为保证儿童能获得充足的营养，安排膳食遵循以下原则：热量和营养素需求高；食物种类应多样化。进食次数：1～3岁幼儿每日仍可进食5～6次，三餐加上、下午点心各1次，临睡前1次奶，以后逐渐减为三餐加1次下午点心。

三、学龄前期

学龄前儿童的饮食已基本和成人接近，三餐外应有1次下午点心，早餐应吃饱，不能空腹。安排膳食时，应重点注意营养素的平衡，做到品种多样化、荤素菜搭配、粗细粮交替，保证蛋白质、脂肪、碳水化合物之间的比例，以及有足够充足的维生素、矿物质摄入。培养良好的饮食习惯，能使儿童保持旺盛的食欲。要避免挑食、偏食和多吃零食。一般每日进食牛奶1～2瓶，蛋1个，禽、鱼、肉100 g，蔬菜和水果150～200 g，豆和谷200～250 g。

四、学龄期

学龄期儿童一般生长发育较平稳，但后期就会进入生长突增时期，这个时期对营养的要求较高，再加上学校功课的压力，更应注意该期儿童的膳食。尤其早餐必须丰富质优，不仅要吃饱还要吃好，可增加课间点心1次，以提供充分的营养素和热量。

五、青春期

进入青春期后，由于女孩的月经来潮，男孩身体的肌肉组织增加，青春期的营养增加要超过一生的其他时期，青春期女童特别容易有铁的缺乏，在男童热量缺乏较多见，但青春期的营养需要有很大的个体差异，应避免暴饮暴食，防止引起肥胖。

（崔伯琳　刘秀云）

关于传染类疾病，我们需要知道的小知识

每到季节交替，气温变化的时候，都有各种各样的传染性疾病危害到孩子们的健康，尤其是上幼儿园、上学的孩子们，由于人群密集，常常是"一下病倒一片"，让父母们担心不已。我们对传染病需要有足够正确的认识，它虽然听起来很可怕，但只要我们做到"知己知彼"，有的放矢地做好预防工作，就能最大限度地避免传染病的发生。

一、什么是传染病

病原体侵入机体，削弱机体防御机能，破坏机体内环境的相对稳定性，且在一定部位生长繁殖，引起不同程度的病理生理过程，称为传染，传染病是由各种病原体引起的能在人与人、动物与动物或人与动物之间相互传播的一类疾病。

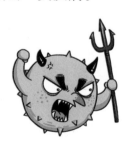

中医学在不同时期对传染病的称谓不尽相同，或称"疫病"，或"时疫"，或"疠疾"，或"伤寒"，或"时行"，或"温疫"，或"温（热）病"等。温病是热性病，以现代医学的炎症反应为核心，多指感染性疾病；瘟病是温病之中的传染性疾病，在老年人与婴幼儿等免疫力低下人群中致死率较高；疫病是具有明显致死性的瘟病，正常成年人感染也容易导致死亡；疠病指具有高传染性与高致死性

的疫病，密切接触者不论免疫力高低都容易被传染，重症患者容易死亡，甚至数日内快速死亡，有的发病数分钟内死亡，常导致古人所谓的绝户、荒村。

二、传染病的分类

《传染病防治法》根据传染病的危害程度和应采取的监督、监测、管理措施，参照国际上统一分类标准，结合中国的实际情况，将全国发病率较高、流行面较大、危害严重的 39 种急性和慢性传染病列为法定管理的传染病，并根据其传播方式、速度及其对人类危害程度的不同，分为甲、乙、丙三类，实行分类管理。

1. 甲类传染病

甲类传染病也称为强制管理传染病，包括鼠疫、霍乱。对此类传染病发生后报告疫情的时限，对病人、病原携带者的隔离、治疗方式以及对疫点、疫区的处理等，均强制执行。

2. 乙类传染病

乙类传染病也称为严格管理传染病，包括传染性非典型肺炎、艾滋病、病毒性肝炎、脊髓灰质炎、人感染高致病性禽流感、麻疹、流行性出血热、狂犬病、流行性乙型脑炎、登革热、炭疽、细菌性和阿米巴性痢疾、肺结核、伤寒和副伤寒、流行性脑脊髓膜炎、百日咳、白喉、新生儿破伤风、猩红热、布鲁氏菌病、淋病、梅毒、钩端螺旋体病、血吸虫病、疟疾、人感染 H_7N_9 禽流感、新冠肺炎。对此类传染病要严格按照有关规定和防治方案进行预防和控制。其中，传染性非典型肺炎、炭疽中的肺炭疽、人感染高致病性禽流感、新冠肺炎，虽被纳入乙类，但可直接采取甲类传染病的预防、控制措施。

3. 丙类传染病

丙类传染病也称为监测管理传染病，包括流行性感冒、流行性腮腺炎、风疹、急性出血性结膜炎、麻风病、流行性和地方性斑疹伤寒、黑热病、包虫病、丝虫病，除霍乱、细菌性和阿米巴性痢疾、伤寒和副伤寒以外的感染性腹泻病、手足口病。

儿童常见的传染性疾病主要为乙类和丙类。

乙类：脊髓灰质炎；麻疹。

丙类：流行性感冒；流行性腮腺炎；手足口病；诺如病毒、轮状病毒感染性腹泻。

三、传染病的传播及流行必须具备的条件

传染病的传播和流行必须具备 3 个环节，即传染源（能排出病原体的人或动物）、传播途径（病原体传染他人的途径）及易感者（对该种传染病无免疫力者）。若能完全切断其中的一个环节，即可防止该种传染病的发生和流行。

1. 飞沫传染

飞沫传染是许多感染源的主要传播途径，是患者咳嗽、打喷嚏说话时，喷出温暖而潮湿的液滴，病原附着其上，随空气扰动飘散，短时间、短距离地在风中飘浮，由下一位宿主因呼吸、张口或偶然碰触到眼睛表面时黏附，造成新的宿主受到感染。例如：细菌性脑膜炎、水痘、普通感冒、流行性感冒、腮腺炎、结核、麻疹、德国麻疹、百日咳等。由于飞沫质量均小，难以承载较重之病原，因此寄生虫感染几乎不由此途径传染其他个体。

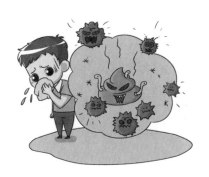

2. 粪口传染

常见于发展中国家，在卫生系统尚未健全、教育倡导不周的情

况下，未处理的废水或受病原沾染物，直接排放于环境中，可能污损饮水、食物或碰触口、鼻黏膜的器具，以及如厕后清洁不完全，在饮食过程中可导致食人者感染，主要病原可为病毒、细菌、寄生虫，如霍乱、甲型肝炎、小儿麻痹、轮状病毒、弓型虫感染症。有时，某些生物因体表组织构造不足以保护个体，可能因接触患者之排泄物而受到感染，正常情况下在人类族群中不会发生这种特例。

3. 接触传染

经由直接碰触而传染的方式称为接触传染，这类疾病除了直接触摸、亲吻患者，也可以通过共享牙刷、毛巾、刮胡刀、餐具、衣物等贴身物品，或是因患者接触后，在环境留下病原达到传播的目的。因此此类传染病较常发生在学校、军队等物品可能不慎共享的场所。例如：真菌感染的香港脚、细菌感染的脓包症、病毒在表皮引起增生的疣，而梅毒的情况特殊，通常是健康个体接触感染者的硬性下疳所致。

性传染疾病包含任何可以由性行为传染的疾病，因此属于接触传染的一种。本病主要感染源通常为细菌或病毒，由直接接触生殖器的黏膜组织、精液、阴道分泌物甚至直肠所携带的病原，传递至性伴侣导致感染。若这些部位有伤口，则病原可能通过血液感染带至全身各处。

4. 垂直传染

垂直传染专指胎儿由母体得到的疾病。通常透过此种传染方式感染胎儿的疾病病原体，多以病毒和活动力高的小型寄生虫为主，可以经由血液输送，或是具备穿过组织或细胞的能力，因此可以透过胎盘在母婴体内传染，例如艾滋病和乙型肝炎。细菌虽较罕见于垂直感染，但是梅毒可在分娩过程，由于胎儿的黏膜部位或眼睛接触到母体阴道受感染的黏膜组织而染病，且有少数情况则是在哺乳时透过乳汁分泌感染新生儿。梅毒的两种传染路径也都属于垂直感染的范畴。

5. 血液传染

血液传染主要透过血液、伤口感染方式，将疾病传递至另一个个体身上的过程。常见于医疗使用注射器材、输血技术的疏失，因此许多医院要求相关医疗程序的施行，必须经过多重、多人的确认以免伤害患者，捐赠者捐血和接受者输血时，要进一步检验其相关生理病理状况，减低此类感染的风险。由于毒品的使用，吸毒者共享针头的情况可造成难以预防的感染，尤其对艾滋病的防范更加困难。

四、易感人群

易感人群是指对某种传染缺乏免疫力、易受该病感染的人群和对传染病病原体缺乏特异性免疫力、易受感染的人群。多数为儿童、老人、孕妇和体质比较差的人。

五、预防传染病的方法

中医认为，"正气存内，邪不可干""内无热，外无感""心情愉悦，百病不生""合理运动，增强体质"。

饮食应清淡，做到营养均衡，确保生长发育需要。饮食不宜多吃辛辣油炸之物，避免生内热。生吃瓜果蔬菜要洗净，生熟食物要分开放置和储存，不喝生水，不吃腐败变质或不洁的食物，不吃生的或半生不熟的水产品等。

养成良好的卫生习惯，如用流动的水勤洗手、室内勤通风、物品按需消毒，传染病高发期尽量不要带孩子去人群密集的地方，并且尽量佩戴口罩。加强体育锻炼，增强自身体质。对于传染性疾病，也不要盲目恐慌，消极的情绪也会使自身抵抗力下降。

如果家中有传染性疾病患者，应配合卫生防疫部门对病人使用过的餐具、接触过的生活物品等进行消毒，被病人吐泻物污染的物品最好进行消毒或焚烧处理。

发现疑似病例疫情时，应及时主动送往正规医疗机构就诊或处理，并向疾病预防控制中心报告。接触过传染病人者应配合疾病预防控制部门的工作，接受观察、检查或隔离等措施。

预防接种又称人工免疫，是将生物制品接种到人体内，使机体产生对传染病的特异性免疫力，以提高人群免疫水平，预防传染病的发生与流行。国家的疫苗分一类和二类，一类是免费的疫苗，二类是自费的疫苗。除国家规定的一类疫苗必须接种之外，家长可以选择性接种二类疫苗，如水痘疫苗、流感疫苗等。

幼儿及儿童疫苗接种时间表

年龄	接种疫苗	可预防的传染病
出生 24 小时内	乙型肝炎疫苗（1）	乙型病毒性肝炎
	卡介苗	结核病
1 月龄	乙型肝炎疫苗（2）	乙型病毒性肝炎
2 月龄	脊髓灰质炎糖丸（1）	脊髓灰质炎（小儿麻痹）
3 月龄	脊髓灰质炎糖丸（2）	脊髓灰质炎（小儿麻痹）
	百白破疫苗（1）	百日咳、白喉、破伤风
4 月龄	脊髓灰质炎糖丸（3）	脊髓灰质炎（小儿麻痹）
	百白破疫苗（2）	百日咳、白喉、破伤风
5 月龄	百白破疫苗（3）	百日咳、白喉、破伤风
6 月龄	乙型肝炎疫苗（3）	乙型病毒性肝炎
8 月龄	麻疹疫苗	麻疹
1.5～2 岁	百白破疫苗（加强）	百日咳、白喉、破伤风
	脊髓灰质炎糖丸（部分）	脊髓灰质炎（小儿麻痹）
4 岁	脊髓灰质炎疫苗（加强）	脊髓灰质炎（小儿麻痹）
7 岁	麻疹疫苗（加强）	麻疹
	白破二联疫苗（加强）	白喉、破伤风
12 岁	卡介苗（加强，农村）	结核病

注：括号中的数字是表示接种针（剂）次

六、在家中做好消毒

在疾病流行期间，外出回家后，应及时用洗手液和流动水洗手，或用含醇消毒剂进行手消。桌椅等物体表面每天做好清洁，并定期消毒。有客人（身体健康状况不明）来访后，及时对室内相关物体表面进行消毒，可选择合法有效的消毒剂或消毒湿巾擦拭消毒。

室内做好通风换气，可采用自然通风或机械通风，冬天开窗通风时，应防范由于室内外温差大引起的感冒。

物体表面可选择含氯消毒剂、二氧化氯等消毒剂或消毒湿巾擦拭。手、皮肤建议选择有效的消毒剂如碘伏、含氯消毒剂和过氧化氢消毒剂等手、皮肤消毒剂或速干手消毒剂擦拭消毒。但切记不要让孩子接触或误食。

【附】七步洗手法

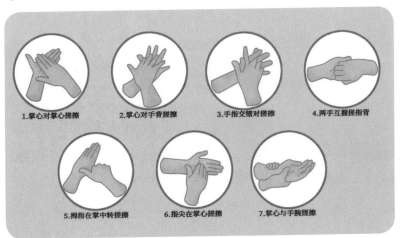

1.掌心对掌心搓擦　2.掌心对手背搓擦　3.手指交错对搓擦　4.两手互握搓指背
5.拇指在掌中转搓擦　6.指尖在掌心搓擦　7.掌心与手腕搓擦

第一步（内）：洗手掌　流水湿润双手，涂抹洗手液（或肥皂），掌心相对，手指并拢相互揉搓；

第二步（外）：洗背侧指缝　手心对手背沿指缝相互揉搓，双手交换进行；

第三步（夹）：洗掌侧指缝　掌心相对，双手交叉沿指缝相互揉搓；

第四步（弓）：洗指背　弯曲各手指关节，半握拳把指背放在另一手掌心旋转揉搓，双手交换进行；

第五步（大）：洗拇指　一手握另一手大拇指旋转揉搓，双手交换进行；

第六步（立）：洗指尖　弯曲各手指关节，把指尖合拢在另一手掌心旋转揉搓，双手交换进行；

第七步（腕）：洗手腕、手臂　揉搓手腕、手臂，双手交换进行。

特别要注意彻底清洗戴戒指、手表和其他装饰品的部位，注意，应先摘下手上的饰物再彻底清洁，因为手上戴了戒指，会使局部形成一个藏污纳垢的"特区"，稍不注意就会使细菌"漏网"。

（闫煦　樊慧）

面对 2020 年初新冠肺炎疫情的蔓延，全国人民都开始佩戴口罩，关于成人和孩子的口罩佩戴方式，许多家长并不了解，我们就先从具有防护性的常用的成人口罩说起吧。

一、口罩的分类

一般防护口罩主要分为四类：织物口罩、医用口罩、外科口罩、N95 口罩。

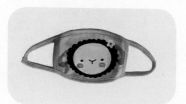

其中，织物口罩每次用后清洗，其他口罩都是一次性使用，不能重复佩戴。

1. 织物口罩

人们平时使用较多，正常人戴上它在公共场所不能降低呼吸道传染病感染的风险，一般只起到普通的保暖、沙尘防护等作用。

2. 无纺纱布口罩

这种口罩采用简单纱布构成，透气
效果不是很好，但是过滤作用明显，能
够有效地阻挡和外界的"交流"，应用
范围较广，常应用在食品销售等行业。

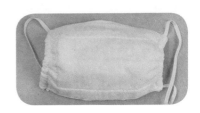

3. 普通医用口罩

通常，我们在药店购买的一次性卫
生口罩是普通医用口罩，它有正反两面，
使用时颜色较深的一面朝外，颜色较浅
的一面朝里，紧贴我们的脸部。这种口
罩具备一定病原体滤过作用，但其防水

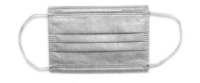

性及颗粒过滤效能低，当近距离接触病人，尤其是正在咳嗽、咳痰、
打喷嚏等病人时，保护效能就不是很好了。

4. 医用外科口罩

医用外科口罩一般用于医疗门诊、
实验室、手术室等高要求环境，为医护
人员工作时所佩戴的口罩。安全系数相
对较高，对于细菌、病毒的防御能力较强。
医用外科口罩有 3 层，从外到内分别是
防水层、过滤层、舒适层。舒适层是一
层无纺布，佩戴时白色的无纺布朝内，
蓝色的防水层朝外，有金属片的一边朝
上，不要戴反。带好之后捏一下鼻子上
面的金属条，保证严密隔离。

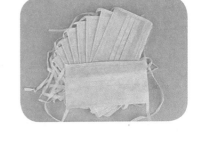

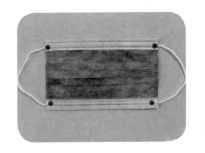

5. 活性炭口罩

与医用普通外科口罩类似，活性炭

口罩佩戴的基本步骤一样，但是，需要注意的是，一定不要把活性炭口罩的正反面搞反了，否则容易把活性炭粒吸入人体，对健康产生伤害！针对活性炭口罩来说，黑色的那面一定要朝外面。

6. 医用 N95 口罩

N95 型口罩用于职业性呼吸防护，安全性非常高。

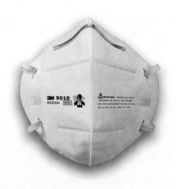

二、口罩的佩戴步骤

1. 普通（或医用外科）口罩

（1）洗：首先，清洗双手，以免不干净的手污染口罩内面。

（2）挂：将口罩横贴在脸部口鼻上，将口罩的里面和外面分清楚，用双手将两端的绳子挂在耳朵上，如果是系绳的，将下边的两条带子系在颈后，并拉紧。

（3）拉：双手同时向上下方向将口罩的皱褶拉开，使口罩能够完全覆盖住口鼻和下巴，如果是系绳的，则将上边的两条系带拉至耳后与头上系紧，不能系在耳朵上。

（4）压：如口罩上有金属条，用双手的食指紧压鼻梁两侧的金属条，使口罩上端能够紧贴鼻梁，然后将食指向两侧逐渐移动，使整个口罩贴近面部皮肤。

（5）佩戴口罩后，不要频繁触摸口罩，以防降低保护作用；脱下口罩后，包裹好再丢弃，并及时清洗双手；不要重复使用一次性口罩。

2.N95 口罩

（1）先将头带每隔 2 ~ 4 cm 处拉松，手穿过口罩头带，金属鼻位向前。

（2）戴上口罩并紧贴面部，口罩上端头带位放于头后，然后下端头带拉过头部，置于颈后，调校至舒适位置。

（3）双手指尖沿着鼻梁金属条，由中间至两边，慢慢向内按压，直至紧贴鼻梁。

（4）检查口罩的密闭性，具体如下：轻按口罩，深呼吸。要求呼气时气体不从口罩边缘泄露，吸气时口罩中央略凹陷。

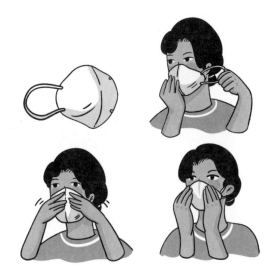

一般情况下，普通人不会跟患者长期密切接触，带一个普通医用口罩或医用外科口罩就很有帮助了，不一定非得要去买 N95 口罩。

三、儿童如何佩戴口罩

1. 儿童不适合使用成人口罩

（1）口罩的规格不同

成人口罩的制作规格是按照成人的脸型和面部特征来制作的，而儿童脸型较小，会造成口罩和口腔的不密和，阻碍儿童的正常呼吸；成人口罩规格较大，容易在无形中遮住儿童的眼睛和耳朵等其他器官，既无法起到保护作用，还会阻挡儿童的正常视听；成人的口罩一般都是纯色，没有花纹等设计，而儿童口罩外形较为有吸引力，可减少儿童对口罩的抵触心理。

（2）呼吸阻力设计的不同

成人的心肺功能跟儿童相比会更加强大，所以成人口罩的呼吸阻力会更强，而儿童的口罩在呼吸阻力的耐受力方面，会设计的相对较小，更适宜儿童佩戴。儿童带成人口罩，很容易因为口罩质地的密度过大和层数过厚，而出现呼吸困难。

虽然儿童的口罩在质地和呼吸阻力设计方面跟成人口罩不同，但同样需要在外出时，时刻佩戴。

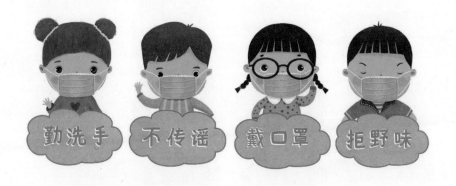

勤洗手　不传谣　戴口罩　拒野味

2.儿童佩戴口罩时注意事项

（1）使用正确的佩戴方法

儿童口罩的佩戴方法，与成人口罩的佩戴方法相同。口罩分清内外面，有金属片的一边要朝上，然后根据孩子的脸型，将口罩展开，依次把孩子的鼻子、口腔、下巴包住，最后压紧鼻夹，使口罩紧贴儿童的面部，最后将套绳套在儿童的耳朵上即可。

（2）注意儿童佩戴口罩的时间不宜过长

儿童的心肺功能没有成年人的好，所以，佩戴口罩时间过长容易造成儿童的呼吸困难，给儿童的身体健康造成危害。口罩只能起到防护的作用，并不能抑制感染的发生，且儿童的免疫力较低，更容易感染肺炎，所以，要尽量减少儿童佩戴口罩的时间。

（3）提升孩子佩戴口罩的意识

很多孩子因为口罩会对呼吸造成阻力，不愿意佩戴口罩，对口罩有排斥性，在家长不注意的情况下，将口罩取下来，造成疾病的感染。家长应该告诉孩子传染性疾病的危害性，以及口罩对传染病的防御作用，培养孩子戴口罩的意识。

四、使用过的口罩如何处理

1. 在医疗机构时

可把口罩直接投入医疗废物垃圾袋中。口罩作为医疗废物，会由专业处理机构进行集中处置。

2. 平时

对于普通人：使用过的口罩可以直接丢入有害垃圾桶。

对于疑似患有传染病的民众：应在就诊或接受调查处置时，将使用过的口罩交给相应工作人员，作为医疗废物进行处理。

对于存在传染病相关症状或接触过此类人群的人：推荐使用5%的84消毒液按照1:99配比后，撒至废弃口罩上进行处置。如无消毒液，也可使用密封袋或保鲜袋，将口罩密封后丢入有害垃圾桶。

我们还需要注意的是，不要触碰别人使用过的口罩。当自己的口罩用完后，也不要直接放到包里、兜里。

（闫煦　樊慧　李瑞男）

如何正确带孩子看病

小儿"脏腑娇嫩、形气未充",其免疫力较成年人弱,容易感染疾病,遇到在家处理不了的疾病时要及时去医院。那么,家长们,你们知道如何带孩子看病吗?

一、如何选择相应的医院

家长带孩子去医院看病时,首先要确定该医院是否有儿科,是否有住院部,是否有夜间儿科门诊,是否有儿童外科。选择正确的就诊医院对于家长来说是尤为重要的第一步。

二、如何挂号及填写就诊本

1. 预约挂号

各大医院基本都可以在公众号、网站上或者通过打电话预约,通过预约挂号可以看到医生的信息及出诊时间,这样可以节省看病的等待时间。

2. 现场挂号

人工挂号:首先填写就诊本,询问应挂的科室或医生,去挂号处挂号即可。

机器挂号:许多医院都配备有自助挂号机器,家长只需按照机器上提示的挂号步骤进行即可,如果遇到问题可以去导诊台询问。

3. 填写就诊本

就诊本一般存放在医院大厅的导诊台,家长取得就诊本后需正确填写孩子的姓名、性别、出生日期、年龄(按周岁填写)、就诊科室。注意就诊本不应经常更换，因为就诊本上有宝宝之前的就诊情况，可以供医生进行参考。

三、看医生前要做好的准备

第一，一定要有了解孩子病情的家长陪同，防止就诊时遗漏信息，导致误诊。

第二，小一点的宝宝可以带一些尿不湿、奶粉等，大一点的孩子则可以带一些故事书、小玩具、保温水杯。发热的孩子则需携带退热药、体温计。

第三，带上孩子近期做的检查结果、就诊本及目前正在用的药物，同时还需携带医保卡、家长身份证等相关证件备用。

第四，前往医院就诊尽量佩戴口罩，给孩子带儿童专用口罩，避免在医院里交叉感染。

四、如何让孩子配合医生就诊

就诊时尽量让宝宝穿宽松易脱的衣服，以便于医生的听诊、触诊和其他必要的体格检查。就诊时家长可以对孩子进行安抚性的沟通或者鼓励性的话语，尽量不要说"不听话让医生给你打针"之类的话，这样会增加孩子的抵触心理，更加畏惧医院。

五、家长如何配合医生就诊

第一，向医生全面翔实地交代孩子现在的情况，比如孩子主要的症状、饮食、睡眠、大小便情况、是否服用药物等。

第二，在跟医生交代病情时不要"想当然"认为自己的孩子就是肺炎或就是胃肠炎等，一定要让医生来判断。

第三，医生了解病史及查体之后可能会开出一些检查，如血常规、尿常规、胸片、腹部彩超等。注意：一般胃肠道疾病及想要化验肝功、肾功、血糖及血生化的需空腹，检查前医生会交代清楚。

第四，等待检查时家长尽量带孩子到人相对少的地方，避免交叉感染。

第五，在医生给出诊断及治疗方案后，需要牢记复诊时间、药物的服用剂量及注意事项等。

（宋敏　樊慧）

第二部分
疾病浅识

　　成长的过程中，我们难免遇到一些"小插曲"。发烧了怎么办？退热药该什么时候吃？到底为什么会拉肚子？当身体出现不舒服的情况时，我们该如何处理？本部分内容介绍了许多孩子常见的疾病，你会知道是什么原因让孩子生病，这些疾病都有什么表现，在什么样的情况下需要去看医生。读完本部分内容，相信你会对医疗过程有正确的理解，内心不会过于焦虑，就医过程也会顺利，并且轻松很多。

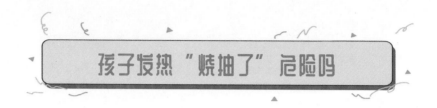
一、浅识

宝宝发热是件相对很常见的事，但有时候却也很吓人：突然全身抽搐，双眼向上翻白，牙咬得紧紧的，口吐白沫，手拽得紧紧的，一直在抖，怎么叫都不答应……新手爸妈若是第一次看到这个场景估计都会被吓坏，通常我们在医学上把这种现象称为热性惊厥，那么宝宝发热抽搐时家长到底该怎么办？

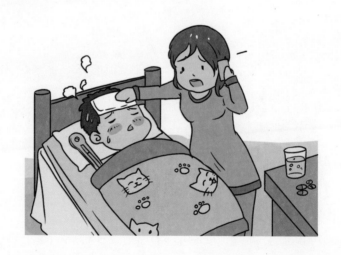

1. 什么是热性惊厥

热性惊厥就是令家长极其担心的"烧抽了"，是指除颅内感染及其他原有的神经系统疾病外，由其他原因引起的发热超过38℃时的惊厥发作。主要是因为儿童脑发育未成熟、发热、遗传易感性三方面因素交互作用所致。热性惊厥可分为单纯性热性惊厥和复杂性热性惊厥。

2.热性惊厥的典型表现

突然起病,意识丧失,眼球固定上翻或斜视,口吐白沫,牙关紧闭,面部或四肢肌肉僵硬或节律地抽动,严重者可出现颈项强直,角弓反张,呼吸不整,青紫或大小便失禁,持续时间数秒至数分或更长,继而转入嗜睡或昏迷状态。该类患儿既往可有高热惊厥发作史。这种情况一般多见于6个月~5岁的小儿,通常发生于发热后24小时内。惊厥持续几秒钟到几分钟,多不超过10分钟,发作过后,神志清楚。虽人群中患病率较高,为3%~5%,但单纯性热性惊厥远期预后良好。

3.热性惊厥发作前有时是有迹可循的

(1)孩子一般会手脚冰凉,面色剧变。这样的孩子预示着马上要高烧,这种高烧一烧往往都会到39℃或40℃,特别是在发烧初期的时候会高热惊厥。

(2)不哭不闹的孩子。孩子一哭一闹就容易出汗,一出汗体温就容易退下来了。所以,老睡觉、精神差的孩子要注意。

(3)捂得严的孩子。我们常常说"大人发烧了,里三层外三层,捂一身汗,体温也就下来了。"但是小孩的神经系统发育不完善,越捂反而会影响到机体的散热,使体温更高甚至处于高热状态。这样做易使孩子处于缺氧状态,从而导致高热惊厥、全身抽搐、意识丧失等。

二、措施

热性惊厥多为短暂的自限性发作,爸爸妈妈遇到时不要慌张,要保持沉着冷静,处理如下:

1.立刻将孩子放在平坦不易受伤的平地或者床上,松开衣领。

2.将孩子的头侧向一边,以利于口腔内容物流出,还可用纸巾或毛巾擦去分泌物,防止孩子吸入异物引起窒息。

3.为防止舌咬伤,可用清洁纱布包裹小木板置于孩子的口腔中,但注意避免异物掉入气管引起窒息或其他二次损伤。不要强迫孩子张嘴给予任何药片或液体口服，避免引发窒息和肺炎。

4. 不可以用力摇晃孩子、强行控制肢体抽动，这会引起孩子骨折或脱臼。

5. 家里如果有退热贴的话贴于孩子额头，也可同时在大腿根、颈部各贴一个，从而达到降温的目的；同时用毛巾温水擦身降温，着重擦拭大动脉波动处，如颈部、腋窝、肘窝、大腿根、腿窝处，采用物理降温方法帮助降温；勿捂汗退热，可致患儿散热不畅，体温居高不下，再次引发惊厥。

6. 如果既往曾有热性惊厥持续状态（抽搐>30分钟）或者本次发作已经超过3分钟仍不缓解，应该尽快就医；如果宝宝是第一次出现热性惊厥，即使恢复正常也应到医院做相应的检查，排除其他疾病可能；如果宝宝反复出现抽搐，要注意记录发作的次数并观察抽搐的部位、程度及诱发因素、每次发作的持续时间等，以便医生了解疾病过程及脑损伤程度。

7. 如果采取以上处理，抽搐仍不能平息，以致引起呼吸停止，则马上进行人工呼吸结合胸外按压，然后立即通知120送医院诊治，切勿延误。

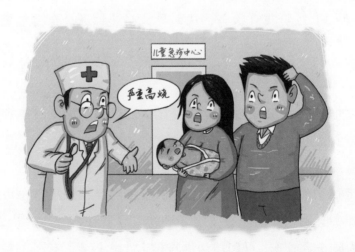

三、预防

1. 加强锻炼，增强体质，生活规律，保证充足睡眠，合理喂养，均衡营养，按时预防接种。

2. 根据气候变化增减衣服，避免受凉，保持空气流通，尽量减少与呼吸道感染病人的接触。

3. 及时降温，掌握体温计的使用方法及药物、物理降温方法。注意观察孩子发热时的表现，如有指端发凉、精神不振、寒战、呼吸增快等表现，立即测体温，做相关降温处理，就近送去医院。

4. 家庭常备退热药，当体温 >38.5℃时，无论在家还是在医院都应正确服用退热药，如美林、泰诺林等，在体温持续不退时退热药可交替使用。有高热惊厥病史的患儿体温到 38℃时，即可服用退热药。

（钱美加　陈琼芳）

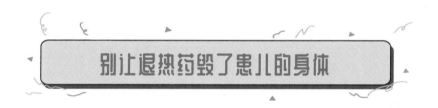

别让退热药毁了患儿的身体

一、浅识

正常人在体温调节中枢的调控下，机体的产热和散热过程经常保持动态平衡。当机体在致热原作用下或体温中枢的功能障碍时，使产热过程增加，而散热不能相应地随之增加或减少，体温升高超过正常范围，称为发热。当体温过高时导致病理性损害，这种状态下人体体温调节机制遭到破坏，致使体温失控而异常升高。发热是人体对外袭病原菌的有效免疫应答反应，当发热在可控范围内时，它对孩子身体起保护作用，可提高机体免疫，抵抗病原体，控制病情发展，清除感染灶。儿童时期体温可波动于一定范围，短暂的体温波动，全身情况良好，而又无自觉症状时，可不认为病态。正常儿童腋下体温一般为 36 ~ 37℃。喂奶、饭后、运动、哭闹、衣被过厚、室温过高均可使儿童体温暂时升高达 37.5℃ 左右，甚至偶达 38℃，尤其是新生儿或小婴儿更易受以上条件影响，故作为家长应正确认识小儿发热。

当你身边的人发热时，第一个想法就是赶快给他吃药，帮他把热退下去，这样做是不对的。孩子一般发热超过 38.5℃，有高热惊厥史患儿在体温达 38℃ 时，才可用退热药，如美林、泰诺林等，在体温持续不退时退热药可交替使用。而 38.5℃ 以下的发热，一般属于身体免疫功能可应对的范畴，不必吃退热药。

二、措施

1.增加休息时间，保证充足的睡眠时间，以增强抗病能力。

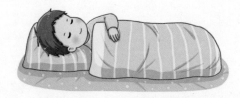

2.适量喝温开水或口服补液盐，发热时皮肤蒸发的水分多，因此要及时补充水分，多喝水还可促使多排尿，排尿有利于降温和毒素的排泄。尤其是高热的时候，更应多饮水以补充水分的损失。

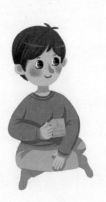

3. 物理降温：可在额头上贴敷退热贴，贴敷时间可根据所购买退热贴使用说明而定。用温湿毛巾擦拭发热宝宝的腋窝、颈部、大腿窝等大血管丰富的部位，这样做的目的是使身体上的水分蒸发，带走一部分热量，从而达到给发热宝宝降温的目的，禁止使用酒精擦浴。

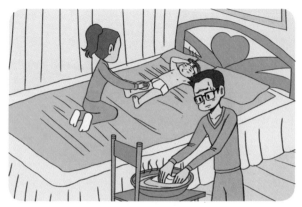

4. 保持空气流通，调节室温，一般在 20 ~ 24℃为宜，可根据季节变化做适当调整。

5. 不可穿衣过多及过度盖被捂汗。因为穿衣过多、过度捂汗会影响机体散热，从而致使体温更高。

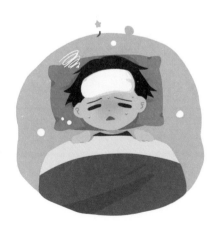

6. 均衡营养：小儿发热时体内水分的消耗明显增加，胃肠蠕动减慢，使消化功能明显减弱。故应给予清淡、易消化的饮食，补充

多种维生素，均衡营养。

7. 出现以下症状应及时送医院。

（1）高烧 39.5℃以上。

（2）孩子已不能喝水，或出现惊厥。

（3）孩子精神差、嗜睡或不易叫醒。

（4）孩子呼吸时有喉喘鸣声。

（5）感冒后孩子呼吸加快，观察是否有轻度肺炎的发生。

（6）孩子呼吸加快并出现上胸凹陷（指孩子吸气时胸壁下部凹陷，这是由于肺部组织弹力差，吸气费力所致；若孩子吸气时仅有肋间或锁骨上方软组织内陷，则不是胸凹陷）。有此特征说明孩子已经出现了较明显的呼吸困难，可能是重度肺炎。

三、预防

1. 加强锻炼，增加抵抗力，按时预防接种。

2. 提倡合理喂养，合理均衡膳食。

3. 防治营养障碍性疾病。

4. 尽量减少去人多拥挤的公共场所，避免感染疾病。

5. 注意气候骤变，适时增减衣物。

（钱美加　陈琼芳）

小小感冒如何识

一、浅识

在日常生活中，家长看到孩子打喷嚏、流鼻涕了，首先就会想到孩子是不是感冒了，那就让我们来了解一下什么是感冒。

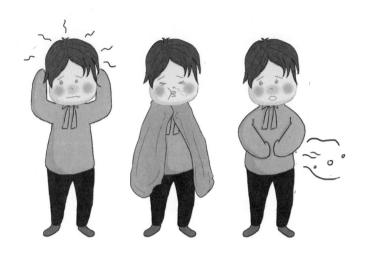

感冒，又称"伤风"，西医学上称之为"急性上呼吸道感染"，系由各种病原体引起的上呼吸道的急性感染，是小儿最常见的疾病。感冒一年四季均可发生，以冬春时节及气候骤变时发病率较高。任何年龄小儿均可发病，婴幼儿（0～3岁）更为常见。

1. 小儿感冒可由哪些病原体引起

各种病毒和细菌均可引起，但90％以上为病毒，主要有鼻病毒、呼吸道合胞病毒、流感病毒、副流感病毒、腺病毒、冠状病毒等。病毒感染后可继发细菌感染，最常见为溶血性链球菌，其次为肺炎链球菌、流感嗜血杆菌等。肺炎支原体不仅可引起肺炎，也可引起上呼吸道感染。

2. 孩子患感冒会有哪些表现

该病主要侵犯鼻、鼻咽和咽部，根据主要感染部位的不同可诊断为急性鼻炎、急性咽炎、急性扁桃体炎等。可见，急性上呼吸道感染就是上呼吸道局部感染的说法并不确切。具体症状如下：

（1）局部症状：鼻塞、流涕、喷嚏、干咳、咽部不适、咽痛等，多于3～4天内自然痊愈。

（2）全身症状：发热、烦躁不安、头痛、全身不适、乏力等。部分患儿有食欲不振、呕吐、腹泻、腹痛等消化道症状。

（3）中医提到感冒伴有兼夹证：夹痰，可见咳嗽加剧，喉间痰鸣，痰多；夹滞，可见脘腹胀满，不思饮食，呕吐酸腐，大便不调；夹惊，可见睡卧不宁，惊惕龄齿，甚至骤然抽搐。

值得注意的是，婴幼儿（0～3岁）患感冒，多数起病急，以全身症状为主，常有消化道症状，局部症状较轻。多有发热，体温可高达39～40℃，热程在2天至1周左右，起病1～2天内可因发热引起惊厥。此时，家长就应及时带孩子去医院就诊。

3. 普通感冒与流行性感冒的区别

普通感冒的病情较轻，不发热或轻中度热，无寒战，持续1～2天，全身症状不重，并发症少见，季节性不明显，非传染性，无明显流行特点。而流行性感冒病情较重，多高热（39～40℃），可伴寒战，持续3～5天，全身症状显著，可合并中耳炎、肺炎、心肌炎、脑膜炎或脑炎，具有广泛的传染性、流行性，有明显的季节性（北方11月至次年3月多发，南方多发生在夏季和冬季）。

二、措施

孩子即使是患了最常见的感冒，对于大部分家长来说，也会问该怎么治呢？

1. 一般治疗

首先，家长应该知道感冒主要由病毒引起，是有自限性的，此时应防止交叉感染及并发症，注意休息，居室通风，多饮水。

（自限性疾病：就是疾病在发生发展到一定程度后，靠机体调节能够控制病情发展并逐渐恢复痊愈。）

2. 对症治疗

对高热的孩子（超过38.5℃），可服用对乙酰氨基酚或布洛芬，也可采用物理降温，如冷敷或温水擦浴。对发生热性惊厥的孩子，给予基本处理措施后（具体参照本书孩子发热"烧抽了"危险吗），请立即就医。

3. 中医治疗

中医认为，小儿感冒发生的原因，以感受风邪为主，常兼寒、热、暑、湿、燥邪，以及时邪疫毒等致病。故通过辨证确定是风寒感冒、风热感冒，还是暑邪感冒、时疫感冒，按证给予中药汤剂治疗，夹痰可加用三拗汤、二陈汤，夹滞可加用保和丸，夹惊可加用镇惊丸。也可选择口服中成药（如小儿豉翘清热颗粒、小儿柴桂退热颗粒、安儿宁颗粒、小儿感冒宁合剂、回春散等）治疗。此外，还可通过针刺治疗风热感冒，艾灸治疗风寒感冒，刮痧治疗暑邪感冒及风热感冒。

4. 西药抗感染治疗

（1）抗病毒药物：主张早期应用。如利巴韦林颗粒，酌情遵医嘱服用。若为流感病毒感染的流行性感冒，可用磷酸奥司他韦口服治疗。

（2）抗细菌药物：常用青霉素类（如阿莫西林克拉维酸钾干混悬剂）、头孢菌素类（如头孢克洛干混悬剂）或大环内酯类（如"希舒美"阿奇霉素干混悬剂、环酯红霉素干混悬剂）抗生素。

为防止家长在家给孩子乱用、滥用药物，造成过敏性休克，损伤神经系统、肾脏、血液系统，产生耐药性等不良后果，上述药物应在医生的指导下使用。因为只有细菌性上呼吸道感染或病毒性上呼吸道感染继发细菌感染者，方可选用抗生素口服或静脉滴注治疗。

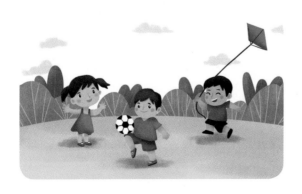

5.日常护理

（1）居室保持空气流通、新鲜。每天可用食醋加水熏蒸 1 次，进行空气消毒。

（2）饮食宜清淡、易消化，忌食辛辣、冷饮、肥甘厚味。提倡母乳喂养。避免被动吸烟。

（3）注意观察病情变化，及时到医院治疗。

三、预防

1.常到户外活动，呼吸新鲜空气，多晒太阳，加强锻炼，以增强抵抗力，并注意防治佝偻病及营养不良。

2.随气候变化，及时增减衣服。

3.避免与感冒病人接触，感冒流行期间少去公共场所。

（姜美伊　兰博雅）

孩子咳嗽总是不好，当心咳嗽变异性哮喘

一、浅识

孩子咳嗽总是不好，咳起来甚至可以长达 1 个多月，咳嗽常在夜间或清晨发作，影响夜间睡眠，也有运动后加剧的情况。去医院做胸部 X 线摄片及血液检查也没有明显异常，止咳药和抗生素类药吃了都没效，这是怎么回事呢？此时，家长就要注意了，孩子可能患有"咳嗽变异性哮喘"。

1.什么是"咳嗽变异性哮喘"

小儿咳嗽变异性哮喘是一种特殊类型的哮喘，又名咳型哮喘、隐匿型哮喘。咳嗽是其唯一或主要临床表现，无明显喘息、气促等症状或体征，但有气道高反应性，且支气管扩张剂治疗有效。此病一年四季均可发病，尤以春秋两季及气候多变时易于发作，是我国儿童慢性咳嗽最常见的病因之一。中医古代医籍无此病名，现代中医称之为"哮咳"等。

2.医生如何诊断"咳嗽变异性哮喘"

许多疾病也会表现为久治不愈的咳嗽，如支气管炎、鼻窦炎、胃食管反流、慢性上气道咳嗽综合征、嗜酸性粒细胞支气管炎等。故家长需要及时去医院就医，由医生来判断是否为本病。

本病咳嗽非常独特，呈阵发性、顽固性咳嗽，常常由呼吸性刺激物（如烟雾）、冷空气、大笑或食咸饮甜后诱发，医生可通过如下临床标准进行诊断，必要时会做一些辅助检查（如肺功能、一氧化氮检查等）。

（1）持续咳嗽＞4周，通常为干咳，常在夜间和（或）清晨发作，运动、遇冷空气后咳嗽加重，临床上无感染征象或经过较长时间抗菌药物治疗无效。

（2）支气管舒张剂诊断性治疗咳嗽症状明显缓解。

（3）肺通气功能正常，支气管激发试验提示气道高反应性。

（4）有过敏性疾病病史，以及过敏性疾病阳性家族史，过敏源检测阳性可辅助诊断。

（5）其他疾病引起的慢性咳嗽。

二、措施

由于本病以咳嗽为主要表现，临床症状不典型，易被家长忽视，而以为只是上呼吸道感染、支气管炎或慢性咽炎，被失治误治，使病情迁延，

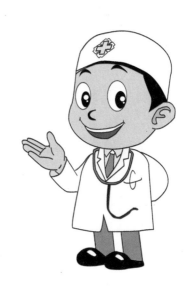

反复不愈。因本病病程较长，所以应坚持系统规范治疗，避免日久发展为典型哮喘。

1. 中医治疗

中医通过辨证，将本病分为发作期（风寒袭肺证、风热袭肺证）、缓解期（痰邪蕴肺证）、稳定期（肺脾肾虚证）共三期 4 种证候，通过望闻问切，对孩子进行分证论治。除应用中药汤剂治疗外，家长可遵医嘱，酌情应用中成药（如小儿治哮灵片、小儿热咳清胶囊、小儿白贝止咳糖浆、玉屏风颗粒）进行口服治疗。此外，还可应用中医特色疗法穴位贴敷疗法（采用"伏九贴"）、拔罐疗法进行治疗。

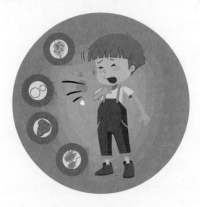

2. 西医治疗

本病的治疗原则与典型哮喘基本相同。

（1）口服治疗：肾上腺糖皮质激素（如甲泼尼龙、泼尼松等）是治疗支气管哮喘的主要药物。此外，还有 β_2 受体激动剂（如沙丁胺醇、特布他林等）、茶碱类药物、抗胆碱药物（如异丙托溴铵）、白三烯受体拮抗剂（如孟鲁司特钠）、抗组胺药物（如氯雷他定、左西替利嗪等）等。

（2）吸入治疗：是治疗支气管哮喘的主要方法。除使用雾化器进行雾化吸入疗法外，还可应用不同的吸入装置（如定量气雾剂、都保、准纳器等）进行吸入治疗。常用药物有肾上腺糖皮质激素，如辅舒酮（通用名为丙酸氟替卡松吸入气雾剂）等；抗胆碱药物，如爱全乐（通用名为异丙托溴铵气雾剂）等；复合吸入剂，如可必特（通用名为吸入用复方异丙托溴铵溶液）等。

3. 护理是关键

一方面，应做到避免接触过敏源，如海鲜等易引起过敏的食物、灰尘吸入、异味刺激等，家里不要养宠物和养花，不要铺地毯，不要让孩子抱着长绒毛玩具入睡；另一方面，要注意改善和增强机体免疫功能，适当做户外活动，避免剧烈运动，疾病稳定时开展适宜的体育运动，如游泳、慢跑、行走等有氧运动，活动量大小要因人而异。此外，还要避免冷空气刺激，做好保暖防护；避免情绪刺激及紧张劳累，勿大喜、大怒、大哭等，保持患儿心情舒畅。

三、预防

1. 饮食宜清淡、营养、易于吸收，不食辛辣刺激、咸寒、炙煿食物。
2. 居室内保持适宜的温度和湿度，空气新鲜。
3. 远离灰尘、花粉、油漆、香烟、油烟等。
4. 根据气候变化增减衣物，防止感冒。
5. 衣着被褥以纯棉织物为主，应及时清洗、更换。

（姜美伊　赵倩）

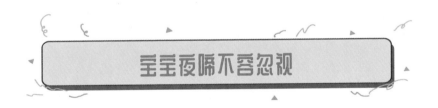

宝宝夜啼不容忽视

一、浅识

孩子在晚上睡眠时，出现间歇哭闹或抽泣，这就是夜啼。经常出现夜啼不仅会使孩子睡眠不足影响其生长发育，也会影响父母的休息。所以，父母应该了解孩子夜啼的原因并积极应对。引起夜啼的原因很多，父母应该细心地寻找一下，及时加以去除，小宝贝一定会甜甜美美地入睡的。夜啼有以下几种原因。

1. 缺钙

缺钙的孩子夜间往往哭闹，缺钙的孩子会有相应的表现，比如有多汗、枕秃、方颅、囟门闭合晚、肋骨串珠等表现。

2. 惊吓

孩子夜间哭的时候常常伴有恐惧表现。宝宝由于各方面功能都还未发育成熟，尤其是神经系统，易被外界突然的高分贝声音惊吓到，产生烦躁、哭闹不止、恶心、呕吐、食欲不佳等症状，这在婴儿期比较明显，受惊吓后，会出现夜间做噩梦、害怕、啼哭、呐喊、恶心、呕吐、呼吸加快等症状。

3. 积食

父母在给小孩喂食时，不知道小孩是否吃饱了，生怕喂少了会饿着，大多是抱着宁愿多喂也不能少喂的心态，常会使婴儿饮食过量，造成食物在胃里的积压，让孩子的身体不舒服，影响孩子的睡眠质量。孩子积食不仅会引起便秘，还会引起上火、喉咙痛、肚子疼、厌食、腹部胀满等症状。

4. 长牙

萌牙期患儿可能会出现流口水，牙齿刚萌出时刺激了齿龈上的神经末梢，使唾液分泌增多，但宝宝一下子又不会吞咽过多的唾液，造成不自主地流口水。这可能会让宝宝口腔常有发痒、不舒服的感觉，因而喜欢咬乳头、咬人、咬坚硬的东西，以消除不适感。小孩在长牙期间常会表现出睡觉不踏实的症状。

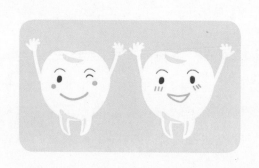

5. 衣被因素

孩子夜晚睡觉时被子盖得太厚，或者家人因为害怕孩子着凉，就连睡觉时都穿着毛衣，这样会使孩子因热而烦躁，出现啼哭。有的孩子睡觉时穿的小衣服过紧或衣服的系带硌到孩子，会使孩子哭闹。

6. 饥饿

人工喂养的小儿食量不足，或有些母亲定时定量哺乳，使母乳喂养的奶量不足，这样使小儿经常处于半饥饿状态，夜间饥饿更加明显，所以出现哭闹不止。这种哭声短而有力，比较有规律，中间有换气的间隔时间，渐渐急促。比较定时的哭闹可能与孩子饥饿有关。

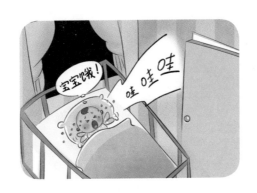

7. 其他

有的孩子是因为尿憋得难受，孩子是用哭来表示自己要排尿。父母只要摸到这个规律，为孩子把过尿后，孩子便会继续入睡；或者感染了其他疾病，譬如感冒及各种急性传染性疾病的患病期间，孩子都会在睡后哭闹。此外，孩子鼻子不通气、患了蛲虫病等也常常使孩子夜间啼哭。由于疾病引起的夜啼，只要治好了原发病，孩子就会安然入睡。

二、措施

1. 缺钙

多吃含钙多或能促进钙吸收的食物，例如奶类（人奶、牛奶、羊奶等）含钙较丰富，吸收也充分，动物肝脏、蛋黄、肉及豆类含有丰富的维生素 D，可以促进钙的吸收。最为重要的一个预防方法，就是进行充足的户外活动，让孩子多晒太阳，有充足的日照时间。如果孩子真的出现了维生素 D 缺乏性佝偻病，就应该进行维生素 D 补充治疗。具体的方法是，在孩子出生之后两周就应该开始进行维生素 D 的补充治疗，应该从每天 400 U 的维生素 D 开始，这属于常规用量，至少补充到两周岁。

2. 惊吓

解决的方法是安慰孩子，告诉孩子没什么可害怕的，并暂时不要让孩子直接接触使他害怕的物体或人，慢慢孩子会安稳入睡的。

3. 积食

不管是喂奶还是喂饭，一定要定时定量，按需给予，其他时候，尽量做到少吃，如果实在拗不过宝宝，那就少吃，不能宝宝要吃多少就给多少。添加辅食的原则应由少到多、由稀到稠、由细到粗、由一种到多种，逐渐添加。

4. 长牙

准备些硬度适中的小食，宝宝的幼嫩牙床能够承受的面米食物、炖得较烂的蔬菜、去核去茎的水果等，这些能有效帮助宝宝乳牙萌生及发育，并锻炼咀嚼肌，促进牙弓、颌骨的发育，从而使宝宝牙龈、牙齿健康发育。

5. 衣被因素

解开宝宝重重的衣物或掀开被子，让宝宝的身体脱离高温环境，在给宝宝散热的同时，也要立即把宝宝头上和身体上的汗擦干，给宝宝换上舒适干爽而又保暖的衣物，避免感冒。或把宝宝移至空气新鲜和通风良好的地方，多给宝宝喝一些温水。

6. 饥饿

母乳喂养者，母亲不必拘泥喂奶的间隔时间，应按需给乳。人工喂养的孩子，如果饥饿，应考虑适当增加喂奶量，并查一下奶的质量，看看是否加水过多等。

7. 按摩治疗

对于总是夜啼的孩子，父母为其按摩，可收到一定的效果。方法为：家长用大拇指从孩子的拇指指尖处沿拇指外侧推向孩子的掌根处 50 ~ 100 次，掐掐孩子手掌面与腕的横纹中点，掐掐孩子手指尖的十宣穴，揉孩子头顶百会穴 20 ~ 50 次，自下而上为孩子捏脊3 遍。

三、预防

1. 根据天气的冷暖，及时增减衣物，避免孩子受凉或过热。

2. 家中保持安静，保持室内温度适宜，避免去人多嘈杂的地方，防止孩子受到惊吓。

3. 喂养有规律，按时定量，睡觉前不要过度玩闹。

4. 孩子睡觉时，尽量不要包得太紧，被子薄厚要适宜。同时要纠正不良睡姿，避免夜间开灯入睡。

（钱美加　卢琦）

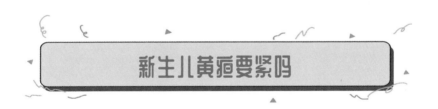

新生儿黄疸要紧吗

一、浅识

1. 什么是新生儿黄疸

新生儿由于血液中的红细胞过多，且易被破坏，红细胞中的主要成分胆红素释放进入血液，造成胆红素生成过多；同时由于新生儿的肝脏还没有发育成熟，加上新生儿的肠蠕动在最初的几天也不是特别有力，导致胆红素的排出效率很低，所以，胆红素就仍然留在血液中，让皮肤看上去黄黄的。开始时是头部皮肤发黄，随着体内滞留的胆红素越来越多，全身的皮肤也会变黄。医学上把未满月（28天内）宝宝的黄疸，称之为新生儿黄疸。

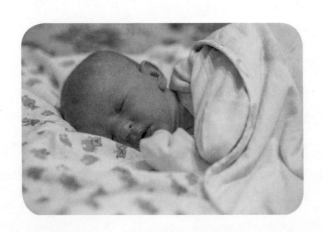

2. 新生儿黄疸的分类

（1）生理性黄疸

足月的宝宝通常从出生后第 2～3 天开始发黄疸，5～7 天左右大体上消退，最迟不超过 2 周。早产儿宝宝大多在生后 3～5 天出现，7～9 天消退，最长可以延迟到 3～4 周。生理性黄疸颜色多为浅黄，部位一般为躯干、巩膜及四肢末端，一般不过肘膝，不需要特殊治疗。在此期间，小儿一般情况良好，除有轻微食欲不振外无其他症状，不会对宝宝产生伤害。

（2）病理性黄疸

表现为黄疸出现早，发展快，程度重，消退慢。如宝宝出生后出现以下症状：24 小时内就开始变黄，去社区监测黄疸的时候发现宝宝黄疸水平高且隔日上升速度快，全身呈暗暗的黄色，宝宝黄疸消退后再次变黄，宝宝的大便颜色变浅，甚至肚子胀，宝宝精神状态差，就要及时就医。

（3）母乳性黄疸

新生儿黄疸有一种特殊的类型，那就是母乳性黄疸。母乳中含有一种酶，如果活性过高的话，会让宝宝体内已经被排出到肠道的胆红素重新吸收回血液中，从而造成黄疸。这种黄疸的宝宝，通常吃奶、长重、精神都好，而且医生检查后也找不到引起黄疸的其他病因。

3.黄疸的危害

如果胆红素水平过高会造成脑部损伤，出现核黄疸。小儿黄疸明显加重，开始表现为嗜睡、吸奶无力或呛奶、肌张力减退。如治疗不及时随后可出现呻吟、尖叫、抽搐、呼吸衰竭等严重症状。部分患儿死于呼吸衰竭，存活的患儿常有智力障碍、脑性瘫痪等后遗症。

二、措施

1.生理性黄疸

因为胆红素排出体外的方式主要是通过粪便排出。所以对于生理性黄疸，要适当增加母乳喂养的次数和喂养量，以增加新生儿的排便量。轻症可适当晒太阳。正确的晒太阳的方式，应该是太阳光线直晒，而且光线不能太强烈，或者太弱。还要考虑到宝宝的眼睛和天气温度等因素。

2.病理性黄疸

对于病理性的黄疸，需要及时就医。最常见的治疗方式就是照

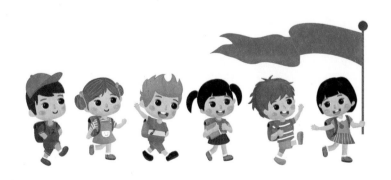

蓝光，这是一种非常简单而有效的方法。蓝光可以分解体内的维生素 B_2，如果照蓝光超过 24 小时就要适当给宝宝补充维生素 B_2，以免造成体内维生素不平衡。一些宝宝会出现体温升高、大便次数增多的现象，停止照射后就会恢复。

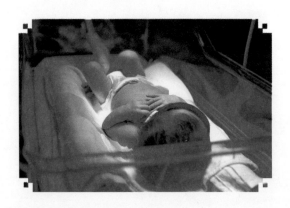

3. 母乳性黄疸

医生会建议宝妈暂停母乳喂养 3 天，观察宝宝的黄疸是不是会下降。母乳性黄疸一般不需要特殊治疗，还是可以继续母乳喂养的，要密切观察宝宝的胆红素水平。

4. 护理

（1）宝宝胎便要尽早排出

给新生儿喂养时，要让胎便尽早排出，因为胎便里含有很多胆红素，如果胎便不排干净，胆红素就会经过新生儿的特殊的肝肠循环，重新被吸收到血液里使黄疸增多。宝妈们怎样看胎便是否排干净呢？主要是看胎便从黑色转变为黄色就是排干净了。

（2）多喝水

判断新生儿液体摄入是否充足的办法是看新生儿的小便，一般正常的新生儿一天有 6 ~ 8 次小便，如果次数不足，有可能是他的液体摄入不够，小便过少不利于胆黄素的排泄。宝妈多给孩子喝水可以促进胆红素排出。

（3）注意清洁

让婴儿皮肤、脐部及臀部保持清洁，防止破损感染。

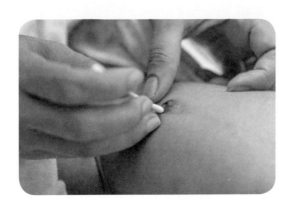

（4）观察小儿的大便颜色

要注意观察宝宝的大便颜色。如果大便变白，很有可能是肝胆道出现问题所致。平时家长应该注意收集小孩的粪便，并做检查，来分析小孩的患病程度，以确定肝脏是否受到损伤。

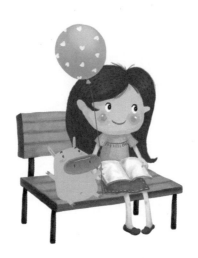

三、预防

1.胎黄常因孕妈遭受湿热侵袭而累及胎儿，致使胎儿出生后出现胎黄，故妊娠期间，孕妈应注意饮食有节，不过食生冷，不过饥过饱，并忌酒和辛热之品，以防损伤脾胃。

2.夫妻双方如血型不合（尤其母亲血型为O，父亲血型为A、B或AB），或者母亲Rh血型呈阴性，应定期做有关血清学和羊水检查，并在严密监护下分娩，以防止新生儿溶血症的发生。

3.准妈妈如果曾经生过有胎黄的婴儿，再妊娠时应作预防，按时服用中药。

4.准妈妈如果有肝炎史或曾生病理性黄疸婴儿者，产前宜测定血中抗体及其动态变化，并采取相应预防性服药措施。在分娩时应加强监护，产后也应对婴儿进行严密的监护，一旦出现症状及时治疗。

5.婴儿出生后就应密切观察其巩膜黄疸情况，及时了解黄疸的出现时间及消退时间，发现黄疸应尽早治疗。

6.新生儿注意保暖，尽早开奶。

（钱美加　赵丽萍）

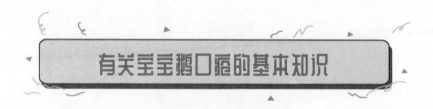

有关宝宝鹅口疮的基本知识

一、浅识

1. 什么是鹅口疮

鹅口疮是白色念珠菌感染所引起，在口腔黏膜表面形成白色斑膜，多见于婴幼儿。一般好发于1周岁以内的宝宝，好发于颊舌、软腭及口唇部的黏膜，白色的斑块不易用棉棒或湿纱布擦掉。在感染轻微时除非仔细检查口腔，否则不易发现，也没有明显痛感或仅有进食时痛苦表情。严重时宝宝会因疼痛而烦躁不安、胃口不佳、啼哭、哺乳困难，有时伴有轻度发热。

受损的黏膜治疗不及时可不断扩大蔓延到咽部、扁桃体、牙龈等，更为严重者病变可蔓延至食道、支气管，引起念珠菌性食道炎或肺念珠菌病，出现呼吸、吞咽困难，少数可并发慢性黏膜皮肤念珠菌病，可影响终身免疫功能，甚至可继发其他细菌感染，造成败血症。

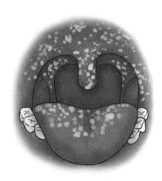

2. 引起鹅口疮的原因

（1）宝宝本身的口腔黏膜的抵抗力差，难以抵抗真菌、霉菌等的侵入，奶头以及奶瓶、奶嘴消毒不彻底、接触感染念珠菌的食物衣物和玩具等引起白色念珠菌感染。

（2）婴幼儿在 6 ~ 7 个月时开始长牙，此时牙床可能有轻度胀痛感，婴幼儿便爱咬手指、咬玩具，这样就易把细菌、霉菌带入口腔，引起感染。

（3）在幼儿园过集体生活有时因交叉感染可患鹅口疮。

（4）长期服用抗生素或不适当应用激素治疗，造成体内菌群失调，霉菌乘虚而入并大量繁殖，引起鹅口疮。

3. 如何区分宝宝是鹅口疮还是滞留奶块或马牙

（1）滞留奶块

口腔滞留奶块的性状虽与鹅口疮相似，但用温开水或棉签轻拭，即可移动、除去奶块，而本病白屑不易擦去，若用力擦去，其下面的黏膜潮红、粗糙。

（2）马牙

马牙是宝宝口腔上腭中线两侧和齿龈边缘出现的一些黄白色小点，大多数宝宝在出生后 4 到 6 周时，口腔上腭中线两侧和齿龈边缘出现一些黄白色的小点，很像是长出来的牙齿，这属于婴儿正常的生理现象，不是病。"马牙"摸起来硬硬的，宝宝不会有不舒服的情况，一切正常，不影响婴儿吃奶睡觉和乳牙的发育，不会引起宝宝不适，会慢慢自行脱落。

二、措施

1. 治疗

局部用药：鹅口疮比较容易治疗，可用制霉菌素研成末与鱼肝油滴剂调匀，涂擦在创面上，每 4 小时用药一次，疗效显著。用棉签蘸些制霉菌素溶液（每 10 mL 冷开水中含 20 万 U 制霉菌素）涂在口腔患处，或用 2%～3%碳酸氢钠（小苏打）溶液洗口腔。

2. 护理

（1）千万不要强行擦除鹅口疮，否则会引起局部溃疡，宝宝也会很疼痛。

（2）哺乳之前，妈妈要注意双手和乳房的清洁。

（3）每次喝奶或吃辅食之后，用干净棉柔巾沾水帮助宝宝清洁口腔，在给宝宝喂奶之后，可以再喂些温开水，这样可以冲洗宝宝口中的奶汁，防止霉菌生长繁殖。

（4）定期给宝宝的餐具、玩具清洁消毒，或进行高温消毒，最好洗干净再蒸 10～15 分钟。在幼儿园过集体生活的幼儿，用具不可混用。

三、预防

1. 产妇有阴道霉菌病时应积极治疗，切断传染途径。

2. 婴幼儿进食的餐具清洗干净后再蒸 10～15 分钟。

3. 哺乳期的母亲在喂奶前应用温水清洗乳晕和乳头，应经常洗澡、换内衣、剪指甲，每次抱孩子时要先洗手。

4.对于婴幼儿的被褥和玩具要定期拆洗、晾晒；宝宝的洗漱用具尽量和家长的分开，并定期消毒。

5.婴儿室应注意隔离和哺乳的消毒，以预防传播。

6.可适当带宝宝到户外活动，饮食搭配合理、营养均衡，以增强机体的抵抗力。

（钱美加　宋玥欣）

一、浅识

1.什么是小儿厌食

小儿厌食是指小儿长期不思进食，食欲不振，进食量明显少于同龄正常小朋友，甚至拒食的行为。这样长期厌食的行为，不仅会影响小儿的生长发育，还会对他们的身心健康造成伤害所以说不爱吃饭也是"病"，做家长的你可得重视起来。

2.厌食的原因

孩子厌食的原因包括家长强迫进食、微量元素缺乏（如缺锌）、添加辅食延迟、单纯乳汁喂养、缺乏户外运动、不良的饮食习惯、注意力不集中和不良情绪等。当孩子不爱吃饭时，首先要排除器质性的病变，看是否有消化器官的损伤。排除了器质性病变的可能，再综合考虑孩子消化功能上的问题。

中医学认为本病多由喂养不当、它病伤脾、先天不足、情志失调引起，以运脾开胃为基本的治疗原则。孩子不爱吃饭，多是脾胃受损。脾胃失和，纳化失健是厌食形成的主要原因，正如《黄帝内经·灵枢·脉度》所说："脾气通于口，脾和则口能知五味矣。"若五味不知，焉能振奋食欲？"乳贵有时，食贵有节"，如果乳食没有规律，会导致脾胃受伤，消化吸收功能减弱，或者小儿吃了过多肥厚油腻、生冷难于消化的食物，使脾胃不能消化而肠胃积滞，则产生食欲不振或厌恶乳食。在药物治疗的同时，家庭的饮食调整、纠正不良的饮食习惯同等重要。那么家长们能够做些什么呢？

二、措施

1. 正确添加辅食

母乳喂养的婴儿4个月后应逐步添加辅食。辅食添加的原则包括由少到多，由稀到稠，由细到粗，不能同时添加几种，需适应一种食物后再添加另一种，应在婴儿健康、消化功能正常时添加。添加辅食的顺序可参照下表按月龄逐步增加。

婴儿添加辅食的顺序

月龄	添加的补充食品
1～4个月	菜汤、水果汁
5～6个月	米汤、米糊、稀粥、蛋黄、鱼泥、菜泥、豆腐
7～9个月	粥、烂面、碎菜、鱼肝泥、肉末、饼干、馒头片、熟土豆、芋头等
10～12个月	粥、软饭、挂面等各种饮食豆制品、碎菜、碎肉、带馅食品等

2. 定时进餐，控制零食摄入

很多孩子饮食没有规律，导致吃饭时没有胃口，不到吃饭时间又饿了，破坏了胃肠道消化吸收的正常规律。家长需要帮助孩子养成好的进食习惯，有助于孩子脾胃功能的协调。

3. 慎食冷饮和甜食

脾胃乃后天之本，小儿脾常不足，冷饮易损伤中阳，使脾胃运化凝滞。摄入甜食过多，满足了机体的能量代谢，不能通过饥饿机制来唤起身体的进食欲望。因此说，冷饮和甜食都易导致孩子厌食，在喂养时要格外注意。

4. 饮食要合理搭配

小儿生长发育迅速，所需营养物质丰富，所以我们要荤素、粗细、干稀适宜搭配。营养的单一或不均衡也可导致厌食。

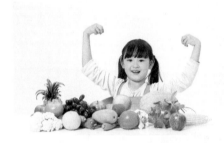

5. 鼓励多食蔬菜及粗粮，勿随便服用补品补药

我们身边有哪些蔬菜能起到开胃进食的作用呢？番茄含有大量的柠檬酸和苹果酸，对整个机体的新陈代谢大有裨益；白菜能够养胃和中，利水除烦；香菇具有行气健脾，和胃益气，开胃助食的作用；南瓜可补中益气，利水除毒，杀虫，对脾胃虚弱、少食、腹胀者有辅助治疗效果。

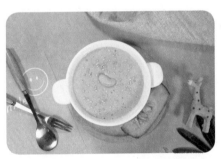

6. 辅助按摩

平日家长可以把手心放到孩子肚脐周围顺时针轻轻按摩，可促进孩子胃肠道蠕动，增加其食欲。

7. 改善进餐环境

古语讲"食不言，寝不语"。吃饭时要专心，避免电视、电脑、手机对孩子的干扰。

8. 不要强迫进食

吃饭时不要批评、打骂孩子，容易造成孩子吃饭时心情低落，影响食欲，要营造一个舒适、和睦、愉快的就餐气氛。

三、预防

1. 建立良好的饮食习惯。从给小孩添加辅食的时候到小孩形成稳定的膳食结构前，家长们应该给孩子树立一个不挑食、不偏食、饮食均衡、定时用餐的观念。要尽量避免小孩爱吃什么就给他吃什么、一次不喜欢吃的就再也不去尝试的错误做法。

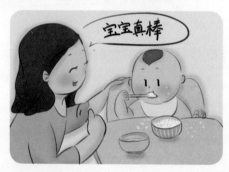

2. 注意生活起居及饮食环境。"若要小儿安，常受三分饥与寒"，加强精神调护，保持良好情绪，饭菜多样化，讲究色香味，可促进食欲。

3. 适当运动，加强锻炼。运动可加快体内新陈代谢，使胃肠蠕动加快，消化液分泌旺盛，增加食欲。游泳、跑步、郊游等户外运动都比较合适。

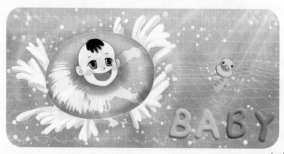

（李爽　蔡倩）

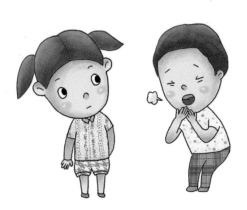

关于哮喘，看看儿科医生怎么说

一、浅识

1. 什么是哮喘

哮喘是一种常见的儿童肺系疾病，临床以反复发作性的喘促气急、喉间哮鸣、呼气延长为主症，严重者可伴明显的吸气性三凹征。常在夜间或清晨发作、加剧。哮喘容易反复发作，严重影响了孩子的身体健康和生活质量。

2. 哮喘为什么易反复发作呢

（1）中医学认为哮喘易反复发作的原因有三种，一则"哮有夙根"，痰饮留伏于肺，就是哮喘反复发作的内在根源，二则是由小儿本身的生理病理特性决定的，肺脾肾功能不足，"脾为生痰之源，肺为储痰之器"，肾主运化水液，三脏功能失调，则水液代谢失衡，痰浊内生，三则感受六淫外邪，接触异物异味，或活动过度，情绪过满勾动体内伏痰，阻于气道，从而引发哮喘。

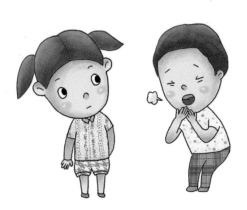

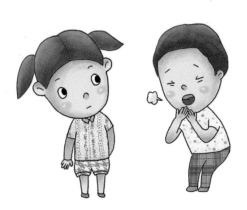

（2）西医学认为哮喘是一种有明显家族聚集倾向的多基因遗传性疾病，它的发生受遗传因素和环境因素的双重影响。

1）遗传因素

哮喘与多基因遗传有关，发病具有家族集聚现象，即亲缘关系越近，患病率越高。

2）环境因素

变应原：屋尘螨和真菌是室内空气中的主要变应原。

职业性致敏物：常见的变应原有谷物粉、面粉、动物皮毛等。

药物、食物及添加剂：阿司匹林、抗生素及牛奶、鸡蛋、海鲜等。

感染：呼吸道病毒感染与哮喘的形成和发作有关。

环境：烟草、空气、环境污染与哮喘发病关系密切，最常见的是油烟、被动吸烟、杀虫喷雾剂等。

气候改变：气温、湿度、气压和空气中离子等发生改变时可诱发哮喘。

3）诱发因素

精神因素：紧张不安、情绪激动等会导致哮喘发作。

运动和通气过度：有 70% ~ 80% 的病人在剧烈运动后诱发哮喘。

对于哮喘的治疗讲究的是精治与细防并重，然而对于发作期之外的哮喘患儿，细防更要大于精治。那么在家庭中我们能够做些什么呢？

二、措施

制订长期、持续、规范的治疗计划。

1. 急性期治疗

哮喘急性发作期可给予布地奈德、沙丁胺醇或特布他林雾化吸入治疗，缓解症状。若治疗效果不佳，应及时就医。

2. 西医治疗

小儿哮喘治疗药物分为缓解药物和控制药物。西药一般为吸入类糖皮质激素、长效 β_2 受体激动剂等。

3. 中药治疗

中医治疗哮喘历史悠久。中医治病求本，针对儿童哮喘辨证论治，临床已取得很好效果。哮喘发作期，急则治其标；哮喘缓解期，缓则治其本。使用中药治疗可以减少孩子使用糖皮质激素的频率。

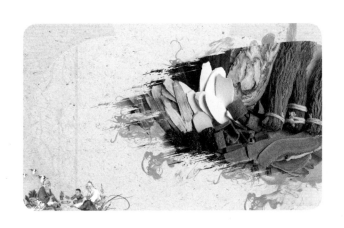

4. 推拿疗法

推拿手法治疗可加速局部气血运行，激发经气，祛邪外出。儿童取坐位或俯卧位，家长在天突、膻中、双侧肺俞、膈俞上推拿，频率 200 次 / 分钟，然后用大鱼际或小鱼际在患儿穴位上直线擦 20 ~ 30 次。

5. 穴位贴敷疗法

将贴剂用医用胶带固定在穴位上，根据年龄段不同，贴敷时间也不同。伏九贴是于每年的三伏及三九的特定日期贴敷，以起到"冬病夏治、夏病冬治"的作用。如在贴敷过程中出现皮疹、肤痒等过敏情况，应停止贴敷。

6. 拔罐疗法

可促使经络传导，推动气血运行，从而达到疏通气血、改善机体功能、促进新陈代谢、提高机体免疫功能和增强体质的作用。拔罐疗法对于哮喘儿童有良好的疗效，适用于 1 岁以上儿童。

三、预防

预防哮喘急性发作，提高肺功能，改善生活质量，可控制哮喘发作。

1. 衣着被物

衣着被物对于哮喘病有影响，尤其是与身体密切接触的衣着被物应及时清洗更换。衣物选择纯棉，被褥每周晾晒，每次 2 小时，室内不要饲养宠物，不要购买带毛的玩具。

2. 饮食控制

带有咸甜辣酸等特异气味的，或鱼虾蟹蛋奶等易过敏的应谨慎食用或禁用。饮食宜清淡、少油、少盐。多食用诸如胡萝卜、南瓜等富含维生素 A 的食物，以及大枣、番茄、青椒等含维生素 C 的食物，以修复、润泽儿童的肺部器官，并增强儿童抵抗力。

3. 居住环境

保持居住环境空气新鲜、流通，阳光充足，干、湿度适宜。室内不养花草，拒绝烟雾、灰尘、装修性异味等不良环境。

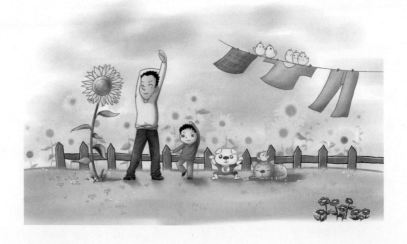

4. 行走运动

运动量要适宜，避免剧烈运动，适宜快走、慢跑，增强机体抵抗力。

切记过犹不及，也不要因噎废食，要因人因病因地因时而制订运动计划。

5. 讲究卫生

不仅要保持个人卫生，亦要维护孩子心理卫生，家长要营造舒适、轻松的家庭氛围，为儿童提供一些小玩具、图书等容易激发儿童兴趣的物品，使患儿通过游戏转移注意力。对于一些性格内向的患儿，主要引导其通过画画、写字等方式缓解自己内心的紧张情绪。

（李爽　刘晋利）

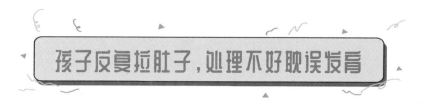

孩子反复拉肚子，处理不好贻误发育

一、浅识

根据世界卫生组织（WHO）的相关统计：腹泻病是造成5岁以下儿童死亡的第二大原因，全球每年约有17亿例儿童患腹泻病，它是我国儿科重点防治和研究的"四病"之一。以上数据是提醒家长要重视孩子腹泻。小儿在生长发育时期，营养物质需求丰富，若长期反复拉肚子，导致大量的营养物质流失，势必会影响孩子的生长发育。

儿童腹泻一年四季均可发生，而以夏秋季节高发。发生于6～8月的叫作夏季腹泻，发生于10～12月的称为秋季腹泻。腹泻造成的最严重的威胁就是脱水，如果家长发现孩子腹泻时出现以下情况：囟门下陷、眼窝凹陷、哭时无泪、口干舌燥、少尿或无尿、精神萎靡、嗜睡等，应紧急就医。

1. 中医学认为引起腹泻的病因

（1）感受外邪

腹泻的发生与气候变化有密切的关系。寒湿暑热之邪均可引起腹泻，但又以湿邪为主，因为脾恶湿喜燥，湿困脾阳，运化不健，对饮食的消化吸收发生障碍而引起腹泻。

（2）内伤饮食

由于喂养不当、饥饱无度或饮食不洁导致脾胃损伤，运化食滞，不能腐熟水谷而引起腹泻。

（3）脾胃虚弱

小儿脏腑娇嫩，脾常不足，同时小儿脾胃负担较重，一旦喂养不当，就会损伤小儿脾胃，使运化功能失调导致腹泻。

2. 西医学认为引起腹泻的病因

（1）感染因素

肠道内感染：可由病毒、细菌、真菌、寄生虫引起，夏季腹泻多为食用细菌污染的食物所致，发热时间较长，大便多呈黏液性，腥臭味明显。秋季腹泻多为病毒感染（轮状病毒为主）所致，初起发热、呕吐，随后出现腹泻，大便呈稀水样，可有酸味。

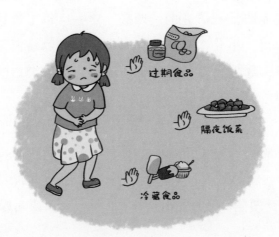

肠道外感染：有时亦可产生腹泻症状，如患中耳炎、上呼吸道感染、肺炎、泌尿系统感染、皮肤感染或急性传染病时，可由于发热、感染原释放的毒素、抗生素治疗作用而并发腹泻。

（2）非感染因素

饮食因素：喂养不定时，饮食量不当，突然改变食物品种，或过早喂给大量淀粉或脂肪类食品可引起腹泻；饮用含高果糖或山梨醇的果汁，可产生高渗性腹泻；富含纤维素的食物也可引起腹泻。对牛奶或大豆制品过敏可引起过敏性腹泻，或肠道对乳糖的消化吸收不良而引起腹泻。

气候因素：气候突然变化、腹部受凉使肠蠕动增加，天气过热消化液分泌减少，或由于口渴饮奶过多等都可能诱发消化功能紊乱导致腹泻。

二、措施

1. 分清楚病因以便对症治疗。

2. 饮食方面，宜少吃多餐，给予清淡、易消化流食或半流食。

3. 防止脱水，及时补充电解质。对于腹泻而无呕吐者，可用口服补液盐，少量频服，不可过急过快，以免造成呕吐。

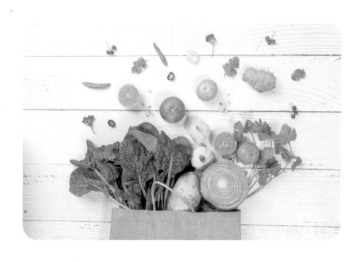

4. 腹泻时在医师指导下可口服益生菌、蒙脱石散及锌剂，调节胃肠道因腹泻而混乱的菌群。补锌亦可促进肠道功能的恢复，提高机体免疫力。

5. 症状严重者或迁延日久者，则会造成营养不良、生长发育障碍等后果，所以应及时就医。

三、预防

1. 注意气候变化，及时添减衣被，避免着凉。

2. 合理喂养：婴儿提倡母乳喂养，及时添加辅助食品，每次限一种，逐步增加，适时断奶，人工喂养者应根据具体情况选择合适的代乳品。勿暴饮暴食，少吃生冷瓜果和过于油腻的食品。

3. 保持良好的个人卫生习惯及注意食品卫生，用肥皂洗手，注意乳品的保存和奶具、食具、便器、玩具和设备的定期消毒。

4. 避免长期滥用广谱抗生素，在因败血症、肺炎等肠道外感染必须使用抗生素，特别是广谱抗生素时，亦应加用微生态制剂，防止由于难治性肠道菌群失调所致的腹泻。

5. 在夏秋季婴儿腹泻流行期，应少去公共场所，避免交叉感染。尤其是大肠杆菌、轮状病毒肠炎的传染性强，如有流行，要做好消毒隔离工作。

6. 可以酌情选择接种轮状病毒疫苗。

（李爽　刘晋利）

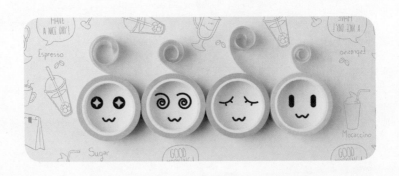

佑幼备急

家庭医疗小帮手

贫血是综合征，不是一种独立的疾病

一、浅识

贫血作为一种常见的临床症状，我们很多人都听说过，可贫血都有哪些分类，您真的了解吗？

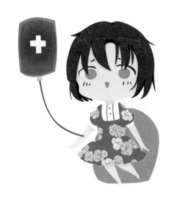

1. 什么是贫血

在讨论什么是贫血之前，我们应该首先纠正一下概念，贫血是症状，并不是一种独立的疾病，可发生于多种疾病中。

贫血具体是指人体外周血红细胞容量减少，低于正常参考值的下限，不能运输足够的氧到组织细胞而产生的综合征。婴儿和儿童的红细胞数量或血红蛋白含量随着年龄的不同也存在着一定的差异。一般来讲年龄越小，贫血的发病率就越高。

2. 贫血可按照以下几种方式进行分类

（1）根据贫血的严重程度分类

可分为轻度贫血、中度贫血、重度贫血与极重度贫血。血红蛋白 > 90 g/L 为轻度贫血，90 ～ 60 g/L 为中度贫血，60 ～ 30 g/L 为重度贫血，< 30 g/L 为极重度贫血。

（2）根据贫血的病因分类

可分为造血功能出现问题导致的贫血、红细胞破坏过多导致的贫血和失血过多导致的贫血。

（3）根据细胞形态分类

可分为大细胞性、正细胞性、单纯小细胞性和小细胞低色素性四种形态学类型。

贫血的细胞形态分类

分类	MCV/fl	MCH/pg	MCHC/%
大细胞性	>94	>32	32 ~ 38
正细胞性	80 ~ 94	28 ~ 32	32 ~ 38
单纯小细胞性	< 80	< 28	32 ~ 38
小细胞低色素性	< 80	< 28	< 32

3. 最常见的贫血类型——缺铁性贫血

我国儿童中缺铁性贫血发病率非常高，但在患病初期或者轻度贫血时，并不能从外观和行为表现上看到明显的症状，所以常常被家长忽略。一般在体检中或贫血症状较重时才会得以发现并重视起来。长期贫血对于孩子的生长发育影响较大，故早期诊断缺铁性贫血，及时干预和治疗，其意义重大。

（1）什么是缺铁性贫血

简单来讲，当机体对铁需求和供给出现不平衡的状态，就会导致体内储存的铁消耗殆尽，这样就会使身体中的红细胞内也缺乏铁元素，从而导致缺铁性贫血。铁的缺乏可影响儿童的生长发育、运动和免疫功能，严重缺铁不可逆地影响婴幼儿的认知功能、学习能力和行为发育。缺铁性贫血从发病年龄上看，以 6 个月至 2 岁最为多见。

（2）缺铁除引起贫血外还有哪些表现

1）皮肤黏膜苍白

皮肤黏膜苍白是贫血患儿最突出的表现，以面部、口唇、耳郭、甲床等处明显，睑结膜、口腔黏膜更显苍白，这是因为这些部位毛细血管丰富、又在浅表处分布，贫血时红细胞及血红蛋白减少，血液颜色变淡，容易在这些部位表现出来。

2）营养不良表现

长期贫血患儿体格发育差，身材矮小，不爱活动，易疲倦，毛发干枯，颜色发黄。

3）年长儿可自诉头晕、眼前发黑、耳鸣等表现。部分患儿也可出现肝脾肿大。

二、措施

1. 治疗

（1）一般支持治疗

加强护理，注意休息，避免感染；提倡母乳喂养，加强营养，均衡饮食，适当增加摄入含铁丰富的食物，如肉类、蛋类及绿叶蔬菜等。

（2）去除病因

寻找引发缺铁性贫血的病因，积极治疗原发疾病。积极治疗钩虫感染、肠道畸形等。

（3）补充铁剂

补充铁剂是治疗缺铁性贫血的关键环节。一般主张口服铁剂进行治疗。常用口服铁剂有硫酸亚铁、富马酸亚铁、葡萄糖酸亚铁、琥珀酸亚铁。若胃肠道反应明显，铁剂可于两餐之间服用。可同时服用维生素 C 或橙汁，促进铁吸收。注射铁剂容易发生不良反应，故应慎用。

值得注意的是补充铁剂过程中应该避免与牛奶、茶、咖啡等同时服用，防止其影响铁剂的吸收。在贫血纠正后即血常规中血红蛋白恢复正常后应继续补铁 6 ~ 8 周，继续补足储存铁。

2. 护理

（1）加强贫血患儿生活管理，注意休息，保持屋内空气流通，避免因为感染导致贫血加重。

（2）合理喂养，保证食物既有营养且容易消化。可食用瘦肉、动物肝脏、鸡蛋黄、绿色带叶蔬菜、豆类、木耳、蘑菇等含铁丰富且容易吸收的食物。

（3）对于严重贫血的患儿，需卧床休息，减少活动，避免出现急危重症，必要时需吸氧、输血。

三、预防

1. 孕期及哺乳期母亲加强营养，合理膳食，做好营养保健工作。

2. 母乳中铁的吸收利用率较高，故提倡母乳喂养，如无母乳或母乳不足，应使用含铁的婴儿配方食品等进行喂养。做好饮食指导，及时添加含铁丰富的食物，瘦肉、蛋类、豆类、猪肝、木耳、海带、发菜、紫菜、冬菇等。注意合理膳食搭配。养成良好的饮食习惯，纠正挑食、偏食。食用富含维生素 C 的果汁或每天给小量的维生素 C，以此促进铁的吸收。

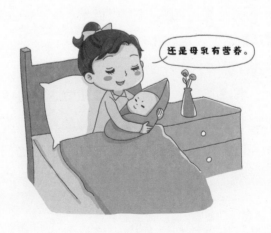

3. 符合缺铁性贫血诊断者应尽力查明和去除病因，在医生指导下补充铁剂。慢性出血性疾病应在早期诊断治疗，避免出现营养性贫血。

（张扬菱　赵丽萍）

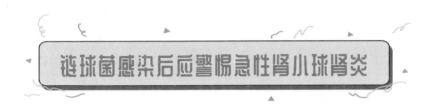

链球菌感染后应警惕急性肾小球肾炎

一、浅识

很多家长听到肾炎就觉得十分可怕，下面我们来简单介绍一下什么是急性肾小球肾炎，为什么链球菌感染后要警惕急性肾小球肾炎呢？

1. 什么是链球菌感染

链球菌是化脓性球菌的另一类常见的细菌，广泛存在于自然界和人及动物粪便以及健康人的鼻咽部，大多数不致病。其对青霉素、红霉素、氯霉素、四环素等都比较敏感，耐药性低。链球菌感染人体所引发的疾病可分为两类：一类是感染性疾病，常见的有急性扁桃体炎、肺炎等；另一类为变态反应性疾病，如急性肾小球肾炎。

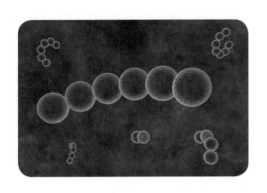

2.什么是急性肾小球肾炎

急性肾小球肾炎简称急性肾炎，病因大多属 A 族 β - 溶血性链球菌急性感染后引起。据统计表明90%的病例发病前都存在链球菌感染。我国各地区以上呼吸道感染或扁桃体炎多见。5～14岁的儿童发病率较高，一般男孩多于女孩。急性肾小球肾炎病情轻重不一，病情轻微的患儿可以没有任何临床症状，仅仅表现为尿常规的异常；较为典型的患儿可呈急性肾炎综合征表现，病情危重患儿可发生急性肾衰竭。从预后上看，一般良好，可在数月内自愈。

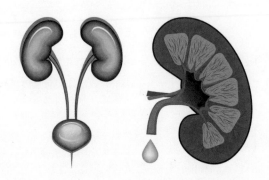

3.孩子出现哪些症状时需考虑急性肾小球肾炎

急性肾小球肾炎在急性期发作时常伴有乏力、食欲不振、发热、头痛、咳嗽等全身不舒服的症状。其典型的临床症状包括以下几个方面：

（1）水肿

水肿的典型表现多见于晨起眼睑及颜面部。水肿程度与尿量关系密切。

（2）血尿

血尿的出现常常是疾病最早出现的症状和患儿就医的主要原因。

（3）蛋白尿

可伴有轻、中度蛋白尿。

（4）高血压

多数患儿会出现一过性轻、中度高血压。少数患儿可出现严重高血压，甚至并发高血压脑病。

二、措施

儿童急性肾小球肾炎的远期预后一般良好。少数患儿会遗留持续尿常规异常。

1. 治疗

（1）抗感染治疗

有明确感染存在时选用青霉素治疗 10 ~ 14 天。对青霉素过敏的患儿可选大环内酯类抗生素。

（2）对症治疗

包括利尿消肿、降血压等。在休息、低盐饮食及利尿治疗后，高血压控制仍不理想的患儿，可加用降压药物。少数发展为急性肾衰竭的患儿，可采用透析治疗。

（3）中医药治疗

中医在治疗上急性期以祛邪为主，恢复期以扶助正气兼祛邪为要。根据不同证型辨证论治，以口服汤药为主，疗效较好。

2. 护理

（1）疾病早期应注意休息，当出现水肿、肉眼血尿、尿量减少、高血压明显时应卧床休息，待上述症状缓解或消失后才可以逐渐增加活动。

（2）彻底清除呼吸道、皮肤等部位的感染。

（3）急性期患儿低盐（每日 3 g 以下）饮食。严重水肿或高血压患儿则需无盐饮食。肾功能正常时不需要限制蛋白质的摄入量，但氮质血症时需要限制蛋白质摄入，并以优质动物蛋白为主。注意能量、矿物质、维生素的供给。

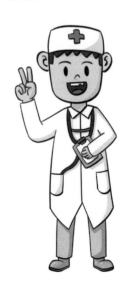

（4）水肿期详细记录每日液体出入量和体重，密切观察病情变化。急性期监测每日血压，预防高血压脑病。

三、预防

1.劳逸结合，起居规律。适当锻炼身体，以增强机体免疫力。

2.加强个人卫生，预防链球菌感染，对于反复发生的咽炎、扁桃体炎要积极治疗，密切检测尿常规。若慢性扁桃体炎反复发作，可考虑行扁桃体切除术。

3.慎用对肾脏有毒性的药物。

（张扬菱　苏培迪）

过敏性紫癜就是过敏吗

一、浅识

过敏性紫癜是常发病于儿童时期的一种疾病，皮疹是过敏性紫癜最为常见的症状，发病时还可伴随呕吐、肚子痛、关节肿胀等表现，十分痛苦，影响儿童的正常生活和学习。那么得了这种疾病应该怎么办？过敏性紫癜就是由于过敏引起的吗？

1.什么是过敏性紫癜

过敏性紫癜是儿童期最常发生的血管炎，主要以小血管炎为病理改变的全身综合征。多见于 2～8 岁的儿童，一般男孩多于女孩。具体的表现为皮肤紫癜，伴或不伴腹痛、胃肠出血、关节痛、肾脏损害等症状。过敏性紫癜不具有传染性，但有一定的遗传倾向。过敏性紫癜呈良性自限性过程，预后较好，大多不需要治疗就可以痊愈，但当出现严重的胃肠道、肾脏及其他器官损伤则需要住院静脉用药治疗。过敏性紫癜属中医"血证""紫斑"等范畴，亦有根据其发病皮疹特点称之为"紫癜疹"，并区别于血小板减少性紫癜之"紫癜斑"。

2.引起过敏性紫癜的原因

过敏性紫癜的发病虽然与食物过敏（蛋类、乳制品、豆类）、药物（阿司匹林、抗生素）等因素有密切关系，很多人误认为过敏性紫癜就是过敏，其实不然。目前过敏性紫癜的病因尚未完全阐明。病因可能涉及感染、免疫紊乱、遗传等因素。

（1）感染

被认为是过敏性紫癜最常见的病因。病原体上由 A 组 β 溶血性链球菌引起的上呼吸道感染常常是过敏性紫癜发生的触发因素。

（2）疫苗接种

部分报道中提到流感疫苗、乙肝疫苗、狂犬疫苗等疫苗接种可能诱发过敏性紫癜，但尚需研究论证。

（3）食物及药物因素

有个案报道某些药物如克拉霉素、头孢呋辛等药物的使用可能触发过敏性紫癜发生。由食物过敏因素诱发，尚需明确的证据证明。

（4）遗传因素

过敏性紫癜存在遗传好发倾向，不同种族人群的发病率也存在一定的差异性。

3.过敏性紫癜的症状

（1）皮疹

皮疹是最常见的临床表现，也是诊断过敏性紫癜的必要条件。典型的紫癜皮疹多见于四肢或臀部，呈对称性分布，以伸侧多见。早期皮疹呈紫红色，高于皮肤的表面，按压不褪色，数日后皮疹呈暗红色，最终呈棕褐色，可能会留有色素沉着，但会逐渐消退。少数的重症患儿可能形成疱疹、坏死及溃疡。皮疹大多会在 4 ～ 6 周后消退。

如何区分过敏性皮疹和紫癜皮疹？过敏性紫癜是出血性皮疹，压之不褪色；过敏性皮疹是充血性皮疹，压之褪色。发现皮疹都用手压一压，就能够初步判断是否是紫癜皮疹。

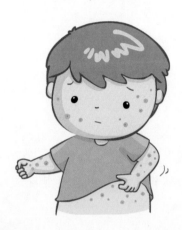

（2）其他伴随症状

存在一部分过敏性紫癜患儿前来医院就诊时，仅以关节肿痛或腹痛起病，不伴有皮肤皮疹，这样很容易漏诊误诊。如患儿出现关节肿痛等表现，主要以双下肢的踝关节及膝关节多见。当出现胃肠道症状时多表现为阵发性剧烈腹痛和（或）呕吐，呕血一般少见，部分患儿可出现黑便、血便，重症患儿可并发肠套叠、肠梗阻或肠穿孔，但消化道大出血罕见。伴随肾病症状患儿可出现血尿、蛋白尿和管型尿伴血压升高及水肿，称为紫癜性肾炎。年长儿童较为多见。大多患儿持续数月数年可完全恢复。少数会发展为慢性肾炎。其他系统偶见颅内出血等表现。

二、措施

当患儿被诊断为过敏性紫癜，不必过于惊慌，过敏性紫癜具有自限性，绝大多数患儿都是可以自行恢复的。单纯皮肤型紫癜患儿注意休息，通常不需要治疗干预。需积极治疗包括控制患儿急性症状和影响预后的因素，如急性关节痛、腹痛及肾脏损害。

1. 治疗

（1）一般对症治疗

急性期应卧床休息，避免过早、过多地行走及活动；加强营养、维持电解质平衡；当仅仅出现大便潜血阳性而腹痛症状不重的消化道出血时，可用流食，消化道出血严重者应严格禁食；注意寻找和避免接触过敏源。腹痛患儿可应用解痉挛药物；存在明显感染的患儿，及时应用有效抗生素抗感染治疗；伴有荨麻疹或血管神经性水肿时，应用抗组胺药物（常用地氯雷他定、左旋西替利嗪）和钙剂。

（2）抗凝治疗

可选用阿司匹林、肝素或使用尿激酶治疗。

（3）肾上腺皮质激素及免疫抑制剂治疗

肾上腺皮质激素适用于过敏性紫癜胃肠道症状、关节炎、血管神经性水肿、肾损害较重的急性患儿。激素治疗无效时，可加用免疫抑制剂，如环磷酰胺。

（4）中医药治疗

中医药治疗紫癜疗效确切，根据病情可口服中药，同时可以佐用中药熏洗、外涂局部，针对腹型轻症酌情使用缓释剂灌肠，针对伴有关节肿痛的关节型佐以中药外敷、理疗等，治疗中重视肾脏的保护，针对伴有肾脏损伤的情况，继续口服中药调理治疗，以获得更好的远期疗效。

2. 护理

（1）防感染。清淡饮食，禁食辛辣刺激食物。适当补充含维生素C的蔬菜水果，保护血管。稳定期饮食少量、递增，如出现紫癜反复，立即停止添加。但值得注意的是紫癜患儿长期禁食某些可能致敏食物，可能会影响其生长发育，故因膳食均衡。

（2）急性期注意卧床休息，限制患儿活动。积极心理疏导及干预，避免情绪波动及精神刺激。病情稳定期应作息规律，避免劳累。

（3）日常护理应监测其尿液及粪便的颜色，行皮肤检查，若有异常及相关伴随症状，及时到医院就诊，以免疾病复发及病情延误。

三、预防

1. 避免感染。过敏性紫癜患儿患病前多有感染，特别是上呼吸道感染，因此，体质相对较弱的患儿应积极预防。积极控制口腔、耳鼻喉感染，清除慢性感染灶。反复发作的扁桃体感染，可行切除术。坚持适度有规律的户外运动，正所谓"正气存内，邪不可干"。

2. 积极寻找引发本病的各种诱因，尽早筛查易过敏因素，远离可能存在的过敏源。规律作息，避免劳累。清淡饮食，忌辛辣刺激及易过敏食物。在治疗过程中，禁止食用鱼虾海鲜，肉蛋奶类高蛋白食物，避免因食物引发的不良影响。病情稳定后，可逐渐添加肉、鸡蛋、牛奶类食物。需注意在添加过程中，应每次添加1种食物，适应1～2天后，若添加过程未见新出紫癜，则可继续添加其他食物。

3. 过敏性紫癜具有反复发作的特点，并且容易进展累及到肾脏，即使患儿过敏性紫癜症状完全消失后，也应定期复查尿常规，预防及避免病情进展累及肾脏。

（张扬菱　苏培迪）

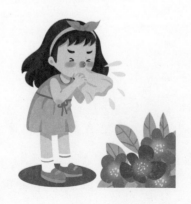

佑幼备急

家庭医疗小帮手

宝宝小便时哭闹谨防婴幼儿阴道炎

一、浅识

婴幼儿阴道炎即婴幼儿外阴阴道炎，是女性婴幼儿的常见疾病。因婴幼儿自诉能力较差及家长忽视等原因，易导致治疗延误。

1.什么是婴幼儿阴道炎

婴幼儿阴道炎临床症状为外阴疼痛、痒感、分泌物增多；外阴、阴蒂、尿道口及阴道口黏膜充血、水肿、并有脓性分泌物等。婴幼儿阴道炎的产生主要是由于婴幼儿卵巢功能尚不健全、缺乏雌激素；同时解剖特点上外阴阴道发育较差，阴道细长，阴道上皮抵抗力低下，不能遮盖尿道口及阴道前庭，局部易潮湿；婴幼儿阴道环境也与成年人不同，正常的阴道是以乳酸杆菌为主，阴道偏酸性，乳酸杆菌通过消耗糖原来提供营养，婴幼儿的阴道含糖原少，不利于乳酸杆菌的生存，容易导致菌群失调，当机体抵抗力下降时细菌容易侵入，正常菌群失调就会导致炎症的发生。多数婴幼儿就诊是因为外阴疼痛，哭闹不安，家长发现尿布或内裤上有脓性分泌物，患儿在排尿过程中出现烦躁、哭闹，常用手挠抓外阴。

2.阴道炎的原因有哪些

当婴幼儿外阴皮肤擦伤或搔抓致伤而有污染时，例如大便后洗屁屁由后往前，给宝宝清洁时自己的手没有洗干净容易导致此病。此外孩子处于大脑发育时期，对什么都比较好奇和好动，所以会把一些橡皮、玩具等东西塞到下面导致外阴感染。患有阴道炎的母亲，其衣物跟孩子衣物一起洗也很容易把炎症直接传染给孩子。

第二部分

疾病浅识

105

二、措施

1. 如何治疗

当孩子出现婴幼儿阴道炎时家长不要慌张。首先要排除特殊感染，应将分泌物送检，确定有无滴虫、霉菌，必要时可作细菌培养，确定致病菌，从而选择相应的抗生素进行治疗。

局部可应用 1:5 000 高锰酸钾溶液清洗，外阴涂紫草油、黄连素软膏、可的松软膏等。保持外阴清洁、干燥。已形成粘连者，可于消毒后用手指向下向外分离，一般都能分开。分开后涂紫草油或凡士林软膏，以防再粘连。较大的儿童急性期可以应用坐浴治疗。一般细菌感染患儿可局部涂擦红霉素等抗生素软膏。瘙痒明显者，也可涂擦氢化可的松软膏。值得注意的是婴幼儿阴道炎的处置应于医院查明病原后，在医生的指导下进行，不可随意涂擦外用药物，以免延误治疗或造成病情进展。

2. 护理

（1）注意饮食营养

宜多食新鲜蔬菜和水果，如猕猴桃、苹果、梨、青菜、香蕉、草莓、油菜、白菜，以保持大便通畅。宜多饮水，防止合并尿道感染。

（2）禁忌食物

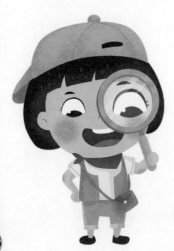

母乳喂养的妈妈们和患儿都要忌辛辣食品，多食辛辣食品易生燥热，使内脏热毒蕴结，可加重症状；忌海鲜发物，海鲜发物可助长湿热，能使外阴瘙痒加重，不利于炎症的消退；忌甜腻食物，甜腻食物有助湿增热的作用，会增加白带的分泌量，影响治疗效果。

三、预防

1. 保持外阴清洁、干燥。婴儿应选用纯

棉质地且透气性良好的尿布，便后及时更换尿布。在家中家长可以通过自测来为宝宝检查外阴，具体做法是用中、食二指轻轻分开大阴唇，仔细观察外阴、尿道及阴道前庭等处。

2. 每天坚持用流动水清洗外阴，小便后用柔软纸巾擦拭尿道口周围，大便后应从前往后擦，避免粪便污染外阴。清洗时将皮肤褶皱处清洗干净，等晾干后再用尿不湿，不要用爽身粉。

3. 贴身衣物尽量选择纯棉质地，保证柔软、宽松、舒适。会走路、玩耍的幼女穿开裆裤时随意坐在地上也会导致其外阴受到污染，因此需要家长注意防范。

4. 幼儿的衣物要与大人的衣物（尤其是家长患有霉菌性阴道炎）分开清洗，防止交叉感染。幼儿毛巾及浴盆也要单独分开使用，不与大人同用。

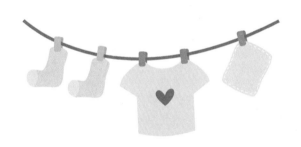

5. 当孩子有身体其他部位感染时，家长不要自行滥用抗生素，避免菌素失调为霉菌感染创造条件。需在专业医生指导下使用抗生素，使用时间也不宜过长，以免造成菌群失调。

6. 患有糖尿病的孩子（尿液酸碱度发生变化也可导致霉菌性阴道炎），家长要予以重视，积极治疗，减少霉菌性阴道炎发生的可能性。

（张扬菱　蔡倩）

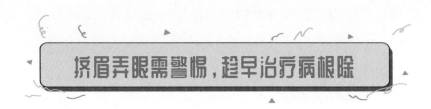

挤眉弄眼需警惕，趁早治疗病根除

一、浅识

多数时候，孩子的一些小动作如挤眉弄眼、发出怪声、耸肩膀等，容易被大人认为是孩子的顽皮，在自我取乐或者引起别人的注意。殊不知，这些看似淘气的小动作已经是孩子得了抽动症的表现了。

1. 什么是抽动症

我们常说的抽动症也叫抽动秽语综合征，是起病于儿童时期的一种慢性神经精神障碍性疾病。抽动症严格说来不是一种躯体疾病，但是往往给孩子和家长带来不小的心理负担，由此可能进一步引起孩子的心理问题、学习问题和交往障碍。目前，抽动症的发病原因尚不完全清楚。遗传的、生物的、心理的和环境的原因可以协同导致抽动症的发生。

2. 抽动症有什么表现

（1）不自主动作，如挤眉弄眼，扬眉、皱眉、眨眼、凝视、翻白眼、耸肩抖腿、上举或扭动手臂、摇头晃脑，摇头、点头、扭脖子、耸肩膀、踮脚、抖腿、踢腿等；

（2）不自主地发出声音，如清嗓咳嗽，清嗓子、发出怪声、吼叫、不自主的污言秽语、说脏话或骂人等；

（3）重复、刻板的语言或动作，强迫性的行为，冲动性的触摸动作，威胁举动或控制不住的下流动作；也能发生破坏物品、自伤、伤人或侵犯别人的行为；

（4）以上动作单个或多个同时出现。

（5）一些情况能够加重上述症状，如紧张、焦虑、生气、惊吓、兴奋、疲劳、炎症等。孩子的抽动症的症状可以出现变化，如旧的症状消失、新的症状出现。

（6）部分患儿在抽动症状出现之前有身体局部不适感，如压迫感、痒感、痛感、热感、冷感等，称为先兆症状，患儿认为抽动能够缓解这些不适感。

（7）抽动症状一般出现在清醒时，睡眠时症状不会出现。

3. 抽动症是由什么引起的

（1）习惯及模仿

有些儿童发育过程中存在不良习惯。孩子开始的抽动表现是因为条件性的逃避反应，如眼中有异物而眨眼，或是模仿他人的抽动，时间长了就会形成一种抽动的习惯。

（2）体质因素

某些神经类型的孩子很容易发生此病，如神经质、多动、情绪不稳定、对人对事敏感等。并且这种疾病还会伴有一些不明原因的头痛、腹痛、遗尿等，所以抽动症的发生与患者本身的体质有很大的关系。

（3）精神因素

一些精神上的刺激也会导致此病的发生，如家庭不和、责备过多、对学习要求过高等，这些都会导致孩子产生矛盾的心理，抽动就会成为心理矛盾的外在表现。也有部分孩子由于精神过度兴奋而引起抽动。

（4）其他因素

一些突发的疾病，如上呼吸道感染、脑部的轻微损伤也会引发本病。

二、措 施

抽动症属于一种大脑功能障碍性疾病，不会影响到孩子的躯体健康。但是部分孩子由于抽动症出现心理负担、交往障碍，不敢或不愿和老师或朋友进行正常的互动和交往，甚至出现厌学情绪，影响正常的学习，这是需要关注和及时治疗的。

1. 药物治疗

（1）西医药治疗

常用的药物有：硫必利、舒必利、可乐定、氟哌啶醇、阿立哌唑等，使用这类药物需要注意其副作用，如头昏、头痛、乏力、口干、恶心、呕吐、头痛、失眠、激惹和焦虑等。

（2）中医药治疗

中医按整体观及辩证论原则对本病进行病因、病理及证候分型，有目的地选择中药汤剂、中成药，在控制症状的同时，改善患儿体质，祛除病因，疗效显著。

2. 辅助治疗

针灸、推拿、耳穴治疗等方法作为辅助治疗，无副作用，如能长期坚持，疗效较好。

3. 心理治疗

可以找专业的心理医生通过行为治疗、沙盘疗法、音乐疗法等进行治疗，寻找导致发病的心理因素，加强精神调护，给予安慰和鼓励，避免孩子心理创伤。同时身边的家人也要充分了解和正确认识抽动症，不去过分关注抽动症状，让孩子放松有助于缓解症状。

三、预防

1. 培养儿童良好的生活和学习习惯，教育方法要适当，减少儿童精神压力。

2. 及时治疗眼部、鼻部疾病，勿长时间看电视或玩电子游戏，防止产生不良习惯。

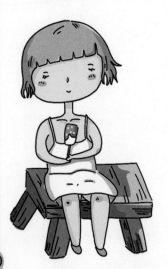

3. 饮食宜清淡，不进食兴奋性、刺激性的饮料和食物。

4. 增强体质，防止感受外邪而诱发或加重病情。

（赵丹　闫煦）

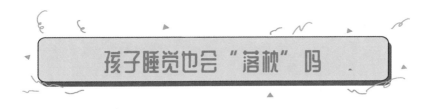

孩子睡觉也会"落枕"吗

一、浅识

1. 落枕的表现

落枕主要表现在起床后，头颈部转动不便，呈牵拉样酸痛等。很多孩子不会表述，可能表现为歪头，拒绝触碰或者哭闹。

2. 落枕的原因

（1）小儿睡觉姿势不良

睡眠时枕头过高或过低，或头顶顶床睡觉等，引起双侧胸锁乳突肌、斜方肌和肩胛提肌等局部肌肉长时间牵拉或疲劳致痉挛。小儿晚间睡觉怕热，容易踢被子，肩部常暴露在外面，导致肩部、颈部血管收缩，血液循环不畅，肌肉发生痉挛，造成落枕。小孩常表现哭闹，头部不能转动，直呼脖子疼。

（2）寰枢关节半脱位

每个人的颈椎都由 7 块脊椎组成，而第一块脊椎，我们称为寰椎，第二块脊椎称枢椎。寰枢椎是人体颈部旋转活动最主要的关节，寰枢椎半脱位是第 1、2 颈椎关节错位，儿童的颈部肌肉、韧带薄弱，寰枢关节周围组织容易受牵连，引起韧带松弛或痉挛，从而导致关节失去稳定性。再加上蹦蹦跳跳活动剧烈，或睡姿不正就更有可能诱发寰枢关节半脱位，导致脖子疼痛、活动受限，甚至会压迫神经出现四肢麻木、瘫痪，需紧急处理。

小贴士：少数孩子落枕容易复发，造成习惯性落枕。这种反复落枕可能就是颈椎病或颈椎不稳的信号了。因此，落枕的毛病虽小，但不可等闲视之，一旦落枕，一是要积极治疗，二是治疗好后，做好预防工作。

二、措施

1.因姿势不当引起的落枕

一般来说，一旦发生落枕，最有效最快速的办法就是热敷。热敷可以改善局部血液循环，使紧张的肌肉放松，减轻疼痛。用热毛巾或者热水袋帮孩子热敷疼痛部位，有助于驱寒、改善局部气血不畅，缓解疼痛，一般热敷 30 分钟，每天 3 次，热敷的时候注意避免烫伤。

热敷后，可以给孩子抹上红花油或者风油精等通络散瘀的外用药。如果症状很久没有好转或病情较重，还是建议去医院诊治。推拿按摩是治疗落枕的一种方法，但前提是先要对颈部进行检查，看看是否存在其他疾病。只有排除颈椎其他疾病以后，才可以使用按摩手法来帮助放松颈部的肌肉。

2.寰枢关节半脱位

如果是寰枢关节半脱位，不要随意按揉摆弄孩子的脖子，很可能会造成孩子瘫痪。需要立即去医院找专业儿科医生，拍片确诊后，由专业医生用吊带做持续牵引，几天内即可自行复位。

三、预防

1.要让小儿保持正确的睡眠姿势。趴着睡觉不但会导致落枕，还会影响小儿的脊柱发育，如产生脊柱侧弯等。晚间睡觉时，父母要帮助小儿纠正睡姿，尽量避免异常睡姿。小儿夜间踢被子是最让父母头痛的事，此时，一个不太厚的睡袋就可以解决踢被子的问题。

2.注意室内、室外的温差。很多家长喜欢给儿童房 24 小时开空调，导致室内温度过高。小儿在外出时突然受到冷空气侵袭，颈肩部很容易感受寒邪，局部肌肉由于自保性收缩而痉挛，导致落枕。

3.选用枕头要适当，建议枕头不要太高，也不宜太宽，宽度应保持在肩至耳朵的距离，枕头也不宜太硬。

4.如果孩子体质差或发生感冒，切记患病期间不要做剧烈的游戏活动，避免头部剧烈摇晃。

（闫煦　樊慧）

孩子得了水痘怎么办

一、浅识

1.什么是水痘

水痘是一种小儿最常见的出疹性传染病，是由水痘-带状疱疹病毒引起的。主要传播途径：一是经呼吸道传染，二是接触了被水痘病毒污染的食具、玩具、被褥及毛巾等而被感染。本病一年四季均可发生，以冬春两季发病最多。任何年龄皆可发病，以6～9岁小儿为多见。本病传染性极强，自发疹前24小时至皮疹完全结痂为止，均具有传染性，人群普遍易感，在集体托幼机构易发生流行。患病后大多可获持久免疫，二次感染水痘者极少。

2.水痘会有哪些症状

（1）全身症状

感染病毒后，大概在2周左右出现不舒服，孩子多表现为发热、咳嗽、咽痛、全身不适、食欲不振等。

（2）皮疹

初为红色斑丘疹，随后变成椭圆形小水泡，周围红晕，然后疱液吸收或破溃后结痂，一般第二天就会出现皮疹了，皮疹的特点是向心性分布和"四世同堂"。

1）向心性分布

皮疹最开始出现于躯干，也就是前胸后背，然后扩展至面部及四肢，有时候甚至头皮里面也会出，四肢末端皮疹稀少，这叫呈向心性分布。

2）"四世同堂"

水痘皮疹最明显的特征是同一时间出现不同时期的皮疹，有的是刚出的疹子，有的是像小水泡的丘疹，有的是已经干瘪了皮疹，有的是结痂快好了的，这种情况我们经常叫"四世同堂"。

3.水痘有哪些危害

通常情况下，孩子感染水痘病毒后很少会出现并发症。但是如果有一些基础疾病或者有长期使用糖皮质激素治疗等情况下，初次感染水痘后，不但水痘数量多，疱液可为出血性的，还会出现严重的并发症，比如脑炎、肺炎、皮肤及软组织继发细菌感染等，甚至危及生命。另外母亲在妊娠期感染了水痘，则对母亲和胎儿均有严重影响。

二、措施

1.隔离休息，直至疱疹全部结痂。水痘虽然症状较轻，一般都能顺利恢复，但它的传染性很强，而且水痘还未普遍施行自动免疫，尽可能避免健康儿童与患水痘的病儿接触。

2.保持室内空气新鲜，患儿的被褥要勤晒，衣服要清洁宽大，勤换内衣，防止因穿过紧的衣服和盖过厚的被子而造成过热引起疹子发痒。

3.注意皮肤清洁，嘱咐和看护患儿不要用手抓破痘疹，特别是注意不要抓破面部的痘疹，以免引起感染，若病变损伤较深，有可能留下疤痕。为了防止这一情况发生，要把孩子的指甲剪短，保持手的清洁。可缝制一副毛边向外的手套，戴在患儿手上。如果疱疹破了，可涂 1% 的紫药水，如有化脓可涂抗生素软膏，如瘙痒严重，可以到药店买炉甘石洗剂涂抹患处。

4. 吃富有营养易消化的饮食，多吃蔬菜，忌吃公鸡、鲤鱼、海鲜、螃蟹、虾、豆类及其制品、竹笋、蒜、葱、酱油、禽蛋、狗肉、牛肉、辣椒等。

5. 可以选择金银花、野菊花、金莲花等中药用温开水冲泡口服，或者选用金银花口服液、板蓝根颗粒、黄栀花口服液口服，以清热解毒。

6. 对于免疫能力比较低下的播散性水痘患儿，需在医生指导下使用抗病毒药物进行治疗。

7. 个别水痘病儿可合并发生肺炎、脑炎。如发现患儿高热不退、咳喘、呕吐、头痛、烦躁不安或嗜睡，应及时找医生诊治。

三、预防

1. 本病流行期间，少去公共场所。

2. 控制传染源，水痘患儿应隔离至疱疹结痂为止。已接触水痘者应检疫 3 周，并立即给予水痘减毒活疫苗肌肉注射。已被水痘患儿污染的被服及用具，应进行消毒。

3. 对使用大剂量肾上腺皮质激素、免疫抑制剂患儿，及免疫功能受损、恶性肿瘤患儿，在接触水痘 72 小时内可肌肉注射水痘-带状疱疹免疫球蛋白，以预防本病。

4. 平时要多注意卫生，勤洗换内衣，勤剪脚趾甲，晒被褥，定期更换床单被罩，在吃饭前后都要洗手，多喝水，清淡饮食，对于辛辣和油腻以及刺激性比较大的食物要少吃，多吃新鲜的水果和蔬菜，多吃含有纤维素和维生素的食物，可以进行适当的体育锻炼，来增强身体的抵抗能力，这对于身体的健康有很大的帮助。

（崔圣涛 赵丽萍）

第二部分

疾病浅识

注意卫生远人群，手足口病无处来

一、浅识

1. 什么是手足口病

手足口病是由肠道病毒引起的常见急性发热出疹性传染病。主要发生在 5 岁以下的儿童，重症主要发生在 3 岁以下的儿童。潜伏期：多为 2～10 天，平均 3～5 天。本病尤以婴幼儿聚集的地方多见。我国近年来的疫情报告资料显示，每年 6～7 月为手足口病高发季，是国家疾控中心每年传染病上报统计的前 5 位疾病之一。

2. 手足口病传播方式

手足口病主要经粪、口和呼吸道飞沫传播，亦可经接触病人皮肤、黏膜疱疹液而感染，婴幼儿和儿童普遍易感。做好儿童个人、家庭和托幼机构的卫生是预防本病传染的关键。

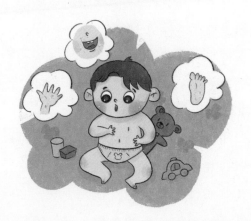

3. 手足口病的表现

手足口病的主要表现为手、足、臀、口腔可见散在丘疹、疱疹，

佑幼备急

家庭医疗小帮手

由于不同的病毒分型，近几年一些患儿四肢及口周也可出现疱疹。可伴随发热、咳嗽、食欲不振等非特异性的表现，部分病例仅表现为皮疹或疱疹性咽炎，绝大多数病例在此病程时期痊愈，且皮疹不痛、不痒、不结痂、不留疤，无后遗症。少数患儿可在病程早期即可表现为重症，可并发无菌性脑膜炎、脑炎、急性弛缓性麻痹、呼吸道感染和心肌炎等。个别重症患儿病情进展快，可发生死亡，需要家长警惕。

二、措施

1. 对于感染轻症的手足口病的患儿，可以在家中对症处理，因为本身它是一个病毒性疾病，有自限性，是可以自愈的。

2. 若患儿持续高热不退，腋温高于 39℃，口服退热药联合物理降温等常规退热效果不佳，伴随精神萎靡、呕吐、易惊、肢体抖动、无力、站立或坐立不稳等神经系统表现，以及呼吸增快、减慢或节律不整、出冷汗、四肢发凉、皮肤发花等呼吸系统和循环系统表现，家长需立即带孩子去医院就诊。

3. 患病期间，应注意卧床休息，让房间空气流通，定期开窗透气，保持空气新鲜。

4. 给予清淡无刺激、富含维生素的流质或软食，温度适宜，多饮温开水。进食前后可用生理盐水或温开水漱口以清洁口腔，减轻食物对口腔的刺激。

5. 注意保持皮肤清洁，对皮肤疱疹切勿挠抓，以防溃破感染。

6. 密切观察病情变化，随时来医院就诊。

7. 患儿接触过的玩具清洗后用含氯消毒液消毒，不宜浸泡的物品置于阳光或者紫外线灯下暴晒。同时注意定期通风，每日进行空气消毒。

三、预防

1. 注意孩子的个人卫生，勤剪指甲勤洗手，培养孩子良好的卫生习惯。

2. 避免孩子食用生冷食物，喝生水。

3. 手足口病流行期间，避免带孩子去人多拥挤的公共场所。

4. 加强体育锻炼，增强体质。

5. 注意饮食起居，合理供给营养。

6. 保持充足睡眠，避免阳光曝晒，防止过度疲劳，提高机体抵抗力。

（赵丹　赵丽萍）

第三部分

急症处置

　　从翻身、坐起、站立，到走路，由于孩子们爱动的天性，和对安全隐患的认识不足，难免会发生一些意外伤害；因某些疾病所导致的危急时刻，我们又该如何应对？本部分为大家介绍了许多实用的急救措施，如水银误食、昏厥、烫伤、异物卡喉、心跳呼吸骤停等，在事故发生之后到就医之前的这段时间里，如果能做到冷静、迅速地对当时情况做出有效判断并采取正确的急救措施，可最大限度地减少意外带来的伤害。希望在了解这些知识之后，我们不仅可以做到自救，也可以帮助别人。

宝宝不慎吞食水银怎么办

一、浅识

水银就是重金属汞，本身是近乎无毒的化学物质，化学性质比较稳定，几乎不溶于水，也不溶于盐酸和硫酸，所以在胃肠道中也不会溶于酸性的胃液和碱性的肠液。那么，之所以说它有毒，是在以下三种情况下出现的。

一是水银的熔点低，常温下是液态，当暴露在空气中，就会蒸发，而且温度越高，蒸发越快，如果吸入蒸发的水银蒸汽，就会中毒，具体表现为头痛、头晕、全身乏力、手足颤抖等，孩子可能会出现哭闹不止或精神不好的情况。

二是当孩子的皮肤出现破损时，如口腔溃疡或胃肠黏膜破损时，水银透过皮肤接触到血液就会被吸收，出现中毒的情况。而正常情况下，水银不易被胃肠道吸收，对胃肠组织无腐蚀性，也无刺激性。

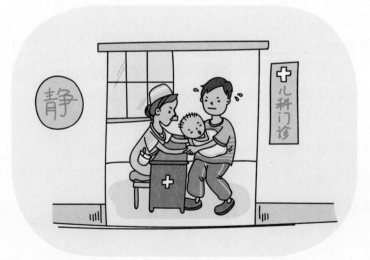

三是孩子误食水银，更害怕胃肠穿孔，因为水银属重金属，密度大，堆积在体内容易造成胃肠穿孔，这种情况也会出现黏膜破损，从而引发中毒现象。

二、措施

1. 抱离事发地

把孩子立刻抱离事发地，最好是换个房间，因为水银容易挥发，挥发出的水银蒸汽才是有毒的。1 支水银体温计中的水银如果在密闭的 20 平方米的房间内全部挥发，足以引起中毒反应。

2. 给孩子漱口，检查玻璃碴，清理伤口

孩子多数是将体温计咬碎了，才会发生误食。而体温计的玻璃碴碎掉后很难清理，可能会扎破口腔黏膜，所以第一步是要漱口，大点的孩子可以自行漱口，而年龄较小不会漱口的孩子，家长可用冲洗的办法帮孩子漱口。其目的就是防止玻璃碴刺破口腔黏膜或被吞进肚子里对胃肠黏膜造成伤害。因为一旦发生黏膜破损，水银很可能透过破损面进入血液，严重的将会造成全身中毒。温馨提示：切忌用盐水，因为盐水有助于增加汞吸收。

3. 正确处理散落的水银

水银挥发的蒸汽是有毒的，所以一定要先开窗通风，减少吸入过量水银蒸汽的可能。然后正确处理散落出来的水银。切忌不要用扫把去扫，也不要用吸尘器去吸，这样会把散落下来的水银打得更碎，从而更不容易收集。

正确的做法是戴上手套和口罩，在散落的水银上撒上硫黄粉，让其与水银产生反应，没有硫黄粉的可以用水沾湿棉棒，将水银轻轻扫入可以封口的容器中（可以考虑原先装体温计的塑料小盒），收集完后装入适量的水，再将小盒密闭，标注"废弃水银"并交给相关部门处理。切忌直接倒入下水道或丢入垃圾桶，容易造成二次污染。

4.避免孩子剧烈运动，送医时不要狂奔，切忌猛烈摇晃孩子

水银的密度大，容易沉积在孩子胃肠内，剧烈运动可能会造成胃肠穿孔，让情况变得更加严重。

5.尽快就医治疗

孩子误食水银，一定要去医院让医生做更进一步的检查，看看孩子到底有没有出现口腔及胃肠道的黏膜损害，没有的话，一般医生会静观其变，水银通常会在 24 小时内通过大便排出，当然可能不会一次性全部排出，水银有可能散落在肠道内的各处，需要多次排出。

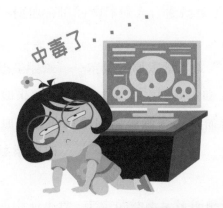

有人说喝牛奶解毒，是否可以让孩子喝牛奶解毒呢？实际上水银的性质比较稳定单一，牛奶中的蛋白质并不会与水银产生化学反应，然后从身体代谢出去，因此喝牛奶可以解水银毒的说法是不科学的。让孩子喝牛奶的目的是为了保护孩子的胃肠黏膜，又便于水银的尽快排除。

最后提醒家长们，不要试图给孩子催吐，这样可能会刺激过度而对胃肠造成损伤，正确的做法总结起来就是：抱离、漱口、通风、就医。

三、预防

家中有小宝宝的避免使用含水银的体温计，可使用耳温枪、电子体温计等替代。家中如有含水银的体温计，一定要放置在孩子接触不到的地方。

（钱美加　宋敏）

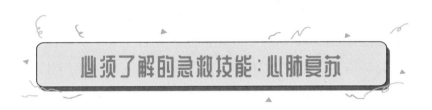

必须了解的急救技能：心肺复苏

一、浅识

天下的父母都希望自己的宝宝健康平安，但意外不可预料，当宝宝遇到突发状况（如触电、溺水等），出现危急情况时，在医务人员未到达之前，能救孩子的就只有家长了。当发生心跳呼吸骤停的情况时，心肺复苏（CPR）是最常见并有效的急救措施，可以给予基本生命支持。所以，心肺复苏这项技能并不只是医护人员必须掌握，家长们也需要熟知。因为心脏骤停后，时间就是生命！

心肺复苏抢救分秒必争，小儿心搏呼吸骤停常继发于严重呼吸、循环衰竭，发生前多有烦躁、呼吸困难、缺氧和休克等表现，早期识别呼吸、循环功能障碍并及时处理可有效避免呼吸心搏骤停。一般来说，心脏骤停之后，急救的黄金时间只有 4 ~ 6 分钟，一个垂

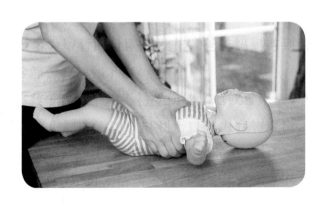

危的生命若能在心脏停搏4分钟内实施急救，抢救成功率往往高达50%。而如果孩子得不到正确的抢救，脑细胞就会发生不可逆性的坏死，生还希望极为渺茫。当孩子的意识、瞳孔等没有反应，呼吸、脉搏停止的时候就要立刻开展心肺复苏！

二、措施

1. 检查患儿及体位摆放

首先，迅速将患儿摆放在地面或硬板上，成仰卧位。保证患儿身体平直、无扭曲，有外伤者在翻身和搬运过程中，要始终注意保护颈椎和脊柱，避免二次损伤。轻拍患儿双肩并呼唤，对于婴儿可轻拍足底，判断是否有反应。如患儿无反应，则快速检查有无呼吸及触摸颈动脉是否有搏动。如没有自主呼吸或触摸颈动脉无搏动，要大声呼救并拨打急救电话，等待医生护士救援的同时，尽快启动CPR急救。

2. 胸外按压

（1）婴儿采用双指按压法

一手放于后背起支撑作用，另一手食指和中指置于两乳头连线正下方之胸骨上，向脊柱方向按压。

新生儿/婴儿采用双手环抱拇指按压法：双拇指重叠或平放于两乳头连线正下方，两手其余四指环绕婴儿胸部置于后背，双拇指向背部按压胸骨的同时用其他手指挤压胸背部。

（2）1～8岁儿童应用单掌按压法

手掌根部置于胸骨下半段，手掌根的长轴与胸骨的长轴一致。

（3）8岁以上儿童应用双掌按压法

两手掌重叠置于孩子双乳头连线水平之胸骨上，即胸骨下半部，肘关节伸直，凭借体重、肩臂之力垂直向孩子脊柱方向挤压。

注意事项：按压深度至少为胸部前后径的三分之一（婴儿大约为4 cm、儿童大约为5 cm）；按压频率为100～120次/分，每一次按压后让胸廓充分回弹以保障心脏血流的充盈。

（4）开放气道

呼吸道梗阻是小儿呼吸心跳停止的重要原因，气道不通畅也影响复苏效果，因此，在人工呼吸前需要打开气道。首先将患儿衣领口解开，清除患儿口咽分泌物、呕吐物及异物，保持头轻度后仰，使气道平直，并防止舌后坠堵塞气道，用以下方法打开呼吸道，保持呼吸道通畅。

仰头抬颏法：在无头、颈部损伤情况下，用一只手的小鱼际（手掌外侧缘）部位置于患儿前额，另一只手的食指、中指将下颌骨上提，使下颌角与耳垂的连线和地面垂直。注意手指不要压颏下软组织，以免阻塞气道。

托颌法：将双手放置在患儿头部两侧，握住下颌角向上托下颌，使头部后仰，下颌角与耳垂连线成60°（儿童）或30°（婴儿）。

放置口咽通气道：使口咽部处于开放状态。

（5）人工呼吸

口对口人工呼吸法：对小婴儿，施救者双唇罩住婴儿的口鼻进行吹气。对儿童，术者双唇紧贴患儿口腔吹气，吹气时间持续1秒钟，同时，另一手拇指和食指捏住患儿鼻子，防止吹气时气体从鼻孔外逸。

频率：12～20次/分（约3～5秒吹气一次）；通常情况按压30次给2次人工呼吸。

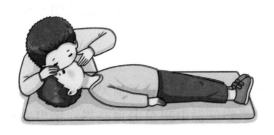

注意事项：对患儿进行人工呼吸时，一手捏住鼻孔两侧，另一手托起下巴，深吸一口气，用口对准患儿的口吹入，吹气停止后放松鼻孔，让患儿从鼻孔出气。依此反复进行，同时要注意观察患儿的胸部，操作正确应能看到胸部有起伏，并感到有气流逸出。

（6）心肺复苏终止指征

按压时可触及动脉搏动，扩大的瞳孔缩小，面色红润、皮温变暖等，患儿意识恢复，出现自主呼吸。

心肺复苏有利于保证患儿心跳呼吸骤停后最佳的生存概率和生命质量，因此现场急救必须做到争分夺秒，尽我们最大的努力挽救孩子的生命！

三、预防

1.定期体检，及时发现身体变化和疾病危险因素相当重要。

2.积极控制和治疗已有疾病。小儿发病容易、病情变化迅速，要及时就医。

3.对于有明确基础疾病的孩子，必须严格按照医嘱进行治疗活动。

4.养成良好的生活和饮食习惯，活动时注意安全。

（闫煦　杨明航）

发生呼吸道梗阻的紧急处理方法有哪些

一、浅识

呼吸道梗阻一般有明确的异物阻塞病史。当气道被食物噎住时，首先要判断是气道是部分阻塞还是完全阻塞，进而采取不同的处理措施。部分阻塞时常能咳嗽、说话或者啼哭。完全阻塞的患儿常表现为咳嗽无力、呼吸困难、面色发绀或苍白。患者常不自主地以一手的拇指和食指呈 V 状贴于颈前喉部，面容痛苦，欲言无声。呼吸道梗阻分为两种情况。

1. 完全阻塞

表现为当场就出现重度呼吸困难症状，无法呼吸，甚至心脏骤停。此种情况下，家长应该：马上送医，如出现心脏骤停则实施心肺复苏，酌情实施海姆立克急救法。

2. 不完全阻塞

表现为当场未出现重度呼吸困难，患儿剧烈咳嗽但仍能呼吸。此种情况下，家长应该：先实施海姆立克急救法使塞物掉出；安抚患儿情绪，避免异物移位；酌情尽快送医。

二、措施

1. 咳嗽

仍可自主咳嗽者，应尽力而为。

2. 海姆立克急救法（腹部冲击法）

（1）当患者意识清楚并能够站立时，救护人从背后抱住患者腹部，一手握拳，将拇指抵于脐上两横指处，另一手握住握拳之手急速冲击性地、向内上方压迫其腹部，反复有节奏用力地冲击，以形成气流，将异物冲出，可冲击 6~8 次。应使患者头部略低，嘴张开以便于异物能够顺利吐出。

（2）若患者昏迷不能站立时，可选取仰卧位，救护人两腿分开跪在患者大腿外侧，用掌根推压脐上两横指处。卧位腹部冲击法适用于意识不清者。

（3）幼儿的急救方法，救护人员取坐位，将幼儿背部靠坐在救护人员腿上，救护人用双手食指和中指用力向后上方按压患儿的上腹部，随即放松，也可将其平放仰卧，用以上方法进行冲压。

（4）若紧急情况下周围无人在场，患者自行用桌边顶住上腹部快速而猛烈地挤压，压后随即放松。重复上述动作，直至异物吐出。

3. 拍背法

适用于意识清楚的患者，尤其小儿，将其脸部向下，骑跨在抢救者的前臂上，头低于躯干，抢救者的一只手握住小儿下颌，另一只手的掌根部用力拍击小儿两肩胛骨之间的背部，给予6~8次急促的拍击。

注意事项：千万不要直接拍背，也不要用手直接去抠异物，否则会让异物落得更深，情况变得更糟。如果病人只是呼吸道轻度梗阻，呼吸正常，用力咳嗽，气体交换良好，则暂时不需要采取措施，鼓励病人用力咳嗽来帮助呼吸道异物的排出。急救措施实施过程中发现病人意识不清没有反应，马上开始心肺复苏。

4. 胸部冲击法

适用于1岁以下小儿。固定其后颈部，翻转成仰卧位躺在你的一侧前臂上，同侧手掌托住头部和颈部，使头部略低于躯干约30°，手臂可以放在同侧的大腿上，用另一侧手的食指和中指按压乳头连线中点下缘的胸骨，给予连续5次有力的胸部冲击向里向上，1秒1次。

5. 开放气道法

舌后坠等问题可用此法解决，但需专业人员实施。

6. 专业处理

及时送医院进行专业处理及救助。

三、预防

不管是哪种急救方法，抑或手术方式，都不能完全避免可能的生命危险，因此与其将希望寄托在急救方法上，不如从预防抓起，注意孩子的一些生活小细节，比如：

1. 不要给 3 岁以下孩子吃坚果类食品和果冻，特别是果冻，极易造成完全堵塞。

2. 注意孩子手里的玩具，是否有大量细小部件，避免孩子在玩耍时误食。

3. 给孩子喂食时应该让其保持平静、专注。

（张扬菱　杨明航）

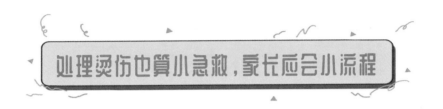

一、浅识

烫伤是指由于不慎接触沸水、热油、高温蒸汽、高温固体等所致的组织损伤。宝宝由于好奇心强，对于危险因素认知能力有限，因此在日常生活中容易发生烫伤意外，轻则造成局部水泡、疼痛，严重的可能会对局部和全身造成瘢痕等严重伤害，甚至能够致残、致死。因此家长要注意照顾好宝宝的安全，告诉宝宝远离高温的液体、气体和固体，防止意外发生。同时也要掌握一些烫伤的常识和应对措施，以便意外发生时能够简单处置。

能造成烫伤的并不一定非要100℃，生活中常见的是低热烫伤（低温烫伤），也就是长时间接触高于体温的低热物体而造成的烫伤。皮肤接触近 60℃的温度持续 5 分钟以上，就有可能造成烫伤，而接触到 70℃的温度 1 分钟以上就有可能被烫伤。小宝宝的皮肤比较娇嫩，烫伤的可能性更大，后果也会更严重，因此应尽量避免长时间接触较热的物体。尤其需要注意的是，在给宝宝喂奶粉、喂水或者洗澡的时候均应该选择合适的水温，可以先将水滴在自己胳膊前臂的内侧腕关节处，因为这个位置的皮肤对温度的感知是最敏感的。

根据烫伤的程度，可以划分为一度烫伤（红斑性，皮肤变红）、二度烫伤（水泡性，患处产生水泡）、三度烫伤（坏死性，皮肤脱落），家长要对不同的烫伤程度有所了解，才能根据不同的情况选择合适的应急措施。

二、措施

1. 根据烫伤的不同程度急救

一度烫伤：立刻用流水冲，即"冷却治疗"，若是不方便冲洗的部位，可用冷毛巾湿敷，减轻烫伤程度。"冷却治疗"最好持续半小时。不建议用冰块冰敷，防止冻伤。如果要用冰块，建议用干净柔软的纱布包好，再敷患处，时间不宜超过半小时。

二度烫伤：经"冷却治疗"后，仍局部红肿、发热，疼痛难忍，且伤处长起了水泡，这时不要弄破水泡，应迅速到医院就诊。

三度烫伤：皮肤焦黑、坏死，因许多神经受到损伤，疼痛反而不剧烈。这时，应避免创伤面污染和再次损伤，不要涂擦药物，保持清洁，并迅速到医院治疗。

2. 处置烫伤流程

如果宝宝不慎被烫伤，家长应该牢记：冲、脱、泡、盖、送这五个关键词，来进行正确的处置。

（1）冲：将宝宝烫伤的皮肤用流动的冷水冲洗至少20分钟，这样不仅可以降低皮肤表面的温度，减少高温对皮肤的损害，还能清洁创面，减轻疼痛。

（2）脱：用冷水冲洗过后，再小心脱去身上的衣物。如果受伤严重，宝宝的皮肤跟衣服粘住了，一定不要强行剥除！家长可以用剪刀把衣服剪开，保留粘住的部分，并且避免将水泡弄破。

（3）泡：如果伤口疼痛难忍，将伤口浸泡在冷水中10～30分钟，可以缓解疼痛。如果烫伤面积太大或者宝宝年龄太小，则不应该浸泡太久，避免体温下降过多导致休克。

（4）盖：用无菌纱布覆盖在宝宝的伤口上，并进行简单包扎，避免伤口被污染。

（5）送：如果符合以下情况或者病情较重，家长应该及时将宝宝送至医院进行专业的处置：宝宝的烫伤达到三度；烫伤面积达到身体面积的10%或以上；烫伤波及脸、手、脚、生殖器或与运动有关的关节等部位。宝宝年龄太小，自行治疗会有一定的困难，建议送到医院让医生处理。

家长要对以上情况和处置措施进行了解和掌握，病情较重的一定及时送医院交由专业医生进行处置。如果只是一度轻微烫伤，皮肤只有轻微发红，没有水泡，在家处理就可以，给宝宝涂一点红花油或润湿烧伤膏，一般3~5天就能痊愈。

3. 不应该采取的常见错误做法

（1）烫伤位置不要涂抹酱油、醋、酒精、牙膏、香油、红药水，不仅对治疗起不到作用，还会造成伤口感染，加重皮肤的损伤。送到医院后还会影响医生的判断，在对伤口清创的过程中增加不必要的痛苦。

（2）烫伤发生后不要立刻脱掉宝宝的衣服。如果宝宝是在穿着衣服的情况下被大面积烧、烫伤，千万不要立刻去脱掉他身上的衣服！因为扯下的衣服会摩擦烫伤的皮肤，有时候烫伤位置的皮肤与衣物粘连，如果硬生生地脱衣服的话会造成皮肤的剥脱伤，加重患儿的病情。

（3）短时间内不要喝大量水。烧烫伤严重的宝宝经常会出现口渴的现象，但家长千万不能给宝宝喝太多白开水，避免造成体内水、电解质失衡，导致脑水肿，严重者会危及生命。

（4）不贴创可贴。创可贴是用来处理小创口外伤的，如果用于烧烫伤口，使用过程中会把受损表皮或刚生长的新鲜组织撕裂，加深创伤。

三、预防

1.保证孩子远离热水、汤锅、加热的电器等危险物品。在家中，不要让孩子把厨房当作游戏的地方，在厨房里跑来跑去。

2.平时注意对孩子进行关于烫伤等安全方面的教育。热水壶、热水杯一定要放在孩子够不着的地方。

3.洗澡时，应等到水温调好后，再让孩子进入浴室或浴盆。

4.在给孩子喝水或喝汤的时候，确定不烫了再给孩子喝。也要告诉孩子，如果自己喝水或喝汤，一定要先试一下杯子或碗烫不烫。

（钱美加　崔庆科）

突然晕厥莫心慌，找到病因好预防

一、浅识

晕厥是一种突发性、短暂性、一过性的意识丧失而昏倒，因一时性、广泛性脑缺血缺氧引起，并在短时间内自然恢复的现象。晕厥发生多有诱因，情绪紧张、疼痛、过度疲劳、看见出血及处于闷热和通风不良的环境之中、空腹等都可能诱发。晕厥是儿童和青少年的常见病症。女孩比男孩发病率高。青少年发病的高峰年龄为15～19岁之间。约有15%的18岁前的儿童及青少年发生过至少1次晕厥。晕厥患儿占所有儿科急诊患儿的1%。下面介绍几种常见病因。

1. 血管迷走性晕厥

这是儿童晕厥中最常见原因，占所有不明原因晕厥患儿的80%，通常诱因为持久站立或看到流血、感到剧烈疼痛、处在闷热环境、洗热水浴、运动或紧张等。主要表现为跌倒、血压下降、心率下降、脉搏微弱、面色苍白、意识丧失，部分患儿出现大小便失禁，轻微抽搐，症状一般持续数秒钟到 2 分钟，醒后可出现全身无力、头昏、口渴等，也可继发呕吐和暴发性腹泻。

2.体位性心动过速综合征

患儿多为学龄期儿童，女童发病率高于男童。患儿在直立时具有以下症状：起立后头晕或眩晕、胸闷、头痛、心悸、面色改变、视物模糊、倦怠、晨起不适、严重时出现晕厥等，这些症状在患儿平卧后减轻或消失。体位性心动过速综合征其虽然常发生于站立体位，但在坐位时也可发生。

3.直立性低血压

由于从卧位或蹲位，突然转变为坐位或立位，引起血压下降。本病的发生可能与自主神经功能障碍有关，部分患者有家族史。单纯性直立性低血压多见于青少年，伴有头晕、心悸、气喘、面色苍白、出冷汗、恶心和站立不稳等；继发性直立性低血压，多见于神经系统疾病、造血系统疾病、营养不良、药物作用或过敏等。

4.哭泣性晕厥

哭泣性晕厥常见于 3 岁以内幼儿，多在 6 ~ 12 个月龄时发病，表现为一阵哭吵之后，约 15 秒钟屏住呼吸，面部及口唇发紫、神志不清，哭吵停止后呼吸正常。这种晕厥也被称为"愤怒性惊厥"或"屏气发作"，它是一过性脑缺血和缺氧所引起的。

二、措施

1.立即将患儿放平，松开紧身衣扣，并将双下肢抬高，呈头低脚高位，以利于畅通呼吸和增加脑部血液供应，同时查看患儿呼吸和脉搏。

2.让患儿处于空气流通处，立即掐人中、合谷、中冲、内关等穴位，有助于患儿恢复意识。

人中穴定位：鼻子下面上唇正中央的那条沟叫作人中沟，人中穴就在人中沟的上 1/3 与中 1/3 交点处。

合谷穴定位：在手背第 1、2 掌骨间，第二掌骨桡侧的中点处。或以宝宝一手的拇指指骨关节横纹，放在另一手拇、食指之间的指蹼缘上，拇指尖按到的位置即是此穴。

中冲穴定位：位于中指末端最高点。

内关穴定位：在前臂掌侧，腕横纹上 2 寸，掌长肌腱与桡侧腕屈肌腱之间。

3. 如发现晕厥时病人面色潮红、呼吸缓慢有鼾声，脉搏低于 40 或高于 180，则可能是心脏疾病所致，应及时拨打 120 急救电话，以免贻误时机，造成严重后果。

4. 如果宝宝既往出现过哭泣性晕厥的情况，则应该在宝宝哭闹的时候予以安抚，疏导宝宝暴躁的情绪，避免宝宝再次出现哭泣性晕厥。

三、预防

1. 避免过度疲劳、过度紧张，避免长时间剧烈运动。

2. 避免在夏季高温、高湿度或无风天气条件下进行长时间的训练。

3. 患儿进行长距离运动要及时补充糖、盐和水分。

4. 避免从卧位或蹲位突然转变为坐位或立位，应缓慢转变。

5. 避免患儿长时间哭闹，积极寻找哭闹原因。

6. 积极寻找晕厥诱因，对发生过晕厥的患儿应做全面的检查，明确原因，避免再发生晕厥。

7. 家长应简单掌握晕厥后处理措施。

（钱美加　崔庆科）

第四部分

中成药的使用

　　许多时候宝宝的身体总会毫无征兆地出现一些大大小小的问题。生活中，有些大问题我们需要前往医院治疗，可有些小毛病总跑医院也非常麻烦，因此，家中常备一些非处方药是非常必要的。儿童与大人不同，有些大人吃的特效药并不适合宝宝使用。那么哪些药是宝宝可以用的呢？在这里，我们整理了一些常用的疗效显著的中成药，希望家长及孩子们都能了解这些药物的功效及用量。

神曲消食口服液

现代社会物质生活丰富，大家都吃得饱、穿得暖，很少有人因饥饿而导致营养不良，但仍然有一部分孩子经常感冒、厌食、大便或干或稀、肚子痛，这些都是脾胃虚弱的表现。为什么会出现这种情况呢？中医认为脾是后天之本，后天的营养物质来源于脾的运化，而小儿饮食有不知饥饱的特点，当我们吃下过多的食物，或者吃了很多肉类、油炸类、零食或者甜品时，我们的消化系统就会超负荷工作，时间一长就会对脾胃造成损害。如果脾胃不和，孩子身体的营养状况就会变差，容易生病，影响生长发育。

神曲消食口服液药方来源于传统中医药中健脾益气的良方"四君子汤"和"香砂六君子汤"，其中焦神曲、焦山楂、焦麦芽可以消食化积，白芍、党参、茯苓、麸炒白术能够益气健脾；木香、砂仁、醋延胡索用来行气止痛。

那么在什么情况下可以服用神曲消食口服液呢？

神曲消食口服液能够消食健胃，健脾理气，用于喂养不当或饮食不节引起的儿童脾胃虚弱或饮食积滞证出现的厌食、食欲不振、食量减少、腹痛等。

用法用量：口服。餐后半小时服用，1～4岁，一次5 mL，一日3次；5～14岁，一次10 mL，一日3次。疗程为2周。

"若要小儿安，常须三分饥与寒"，一把蔬菜一把豆，一个鸡蛋一点肉，少买饮料和零食。建议小朋友多吃谷物与蔬菜，少吃肉类和零食，不挑食、不暴饮暴食，家长也要注意饭菜不要过于精细、营养过高，这样才有利于孩子健康成长。

（林双竹　刘志晶）

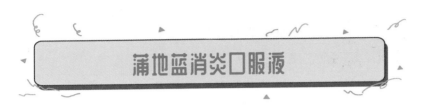

蒲地蓝消炎口服液

蒲地蓝消炎口服液是一种在临床治疗中被广泛使用的中成药，很多家庭都常备它，但究竟什么情况下可以给孩子服用呢，我们一定要仔细了解。

蒲地蓝消炎口服液具有清热解毒、抗炎消肿的作用。用于疖肿、腮腺炎、咽炎、扁桃体炎等。由黄芩、蒲公英、苦地丁、板蓝根4味中药组成。黄芩具有清热燥湿、泻火解毒作用，蒲公英具有清热解毒作用，苦地丁具有清热利湿、解毒消肿作用，板蓝根有清泻胃火、凉血解毒作用。

蒲地蓝消炎口服液中的药物，性质偏寒凉，所以一定要分清楚症状再服用。当孩子出现嗓子红肿、扁桃体发炎或伴随发热等情况时可以用。如果孩子平素脾胃虚弱、有大便稀溏、腹痛怕冷等情况就不要服用了，以免伤及脾胃。

用法用量：口服。1 ~ 3岁，3 mL/次；3 ~ 6岁，5 mL/次；6岁以上，5 ~ 10 mL/次。每日3次。

（林双竹　蔡倩）

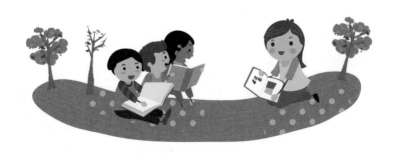

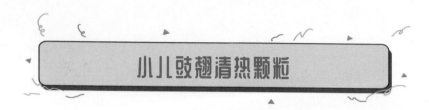

小儿豉翘清热颗粒

小儿豉翘清热颗粒主要用于小儿风热感冒挟滞症，也就是外感风热，内有食积。主要表现为孩子发热、咳嗽，鼻塞、流鼻涕，咽喉肿痛，口渴，食欲差，腹胀，便秘或大便酸臭，小便黄。本药主要功能是解表清热，消除食积。其组成为连翘、淡豆豉、薄荷、荆芥、炒栀子、大黄、青蒿、赤芍、槟榔、厚朴、黄芩、半夏、柴胡、甘草。

在临床上主要用在治疗孩子出现风热感冒问题和常见症状，包含有发热、咳嗽、流鼻涕、鼻塞、咽喉红肿疼痛、便秘、大便味道异常、口渴或者是肚子胀等小儿问题。需要注意的是，小儿豉翘清热颗粒中的两味中药"大黄、槟榔"消积导滞力较大，治疗风热感冒并夹有食积且症状较重者更适合。如果没有食积的孩子就不适合了，否则容易损伤脾胃，影响消化功能。其副作用为一过性的腹泻，停药后腹泻可止。

用法用量：开水冲服。6个月～1岁，一次1～2 g；1～3岁，一次2～3 g；4～6岁，一次3～4 g；7～9岁，一次4～5 g；10岁以上，一次6 g。一日3次。

（刘志晶　张晶）

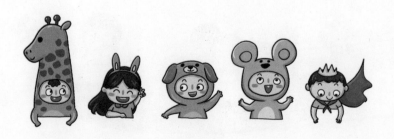

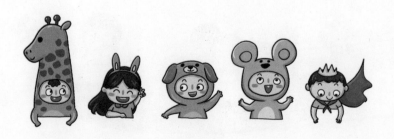

抗感颗粒（儿童装）

冬春季节是流感高发季，并且有很强的传染性，班级里只要有一个孩子得了流感，往往会"撂倒一大片"。我们需要了解的是，流行性感冒是由病毒引起的，针对病毒感染的药物比较少，并且抗病毒的西药往往伴有明显的副作用，因此针对病毒的药物选用中药或中成药效果较好。市面上治疗感冒的中成药琳琅满目，有的名称相似看似功效相近，但使用的侧重点各有不同。运用中成药，同样是需要辨证的，可根据自身的症状表现，选择正确的中成药进行治疗。

那么什么情况下可以服用抗感颗粒（儿童装）？

当孩子得了因外感风热引起的感冒，出现发热、头痛、鼻塞、打喷嚏、咽痛、全身乏力、酸痛时，就可以选择服用抗感颗粒（儿童装），这是安全、有效、广谱的儿科抗病毒一线用药，主要用于风热感冒和流行性感冒（简称流感）。抗感颗粒（儿童装）由金银花、赤芍、绵马贯众组成，上述三味药材性寒，具有清热解毒功效，且有抗菌与抗病毒作用，可有效缩短病程、缩短热程、减轻疾病严重程度。在儿科临床应用20余年，通过基础及临床研究证实，针对流感病毒、呼吸道合胞病毒、鼻病毒、腺病毒、单纯疱疹病毒、柯萨奇病毒等多种病毒具有抑制效果，能发挥广谱抗病毒作用，尤其对于因混合病毒感染的患儿，能显著改善其发热和咽部不适症状。

用法用量：开水冲服。1～5岁，0.5袋／次；6～9岁，1袋／次；10～14岁，1.5袋／次；15岁以上，2袋／次。一日3次。

（谢天龙　王丽丽）

玉屏风颗粒

玉屏风散为中药名方，出自元代医家危亦林所著的《世医得效方》一书，玉屏风颗粒在此基础上研制而成，为补益剂，具有益气、固表、止汗之功效，用于表虚不固，自汗恶风，面色㿠白，或体虚容易感受风邪者。方中黄芪补肺益气，固表止汗，是为君药；白术补气健脾，与黄芪合用，可增强固表止汗之功，是为臣药；防风走肌表而散风邪，是为佐使药。诸药配合成方，固表不留邪，祛邪而不伤正。对肺脾气虚，肌表不固，以及气虚感冒，用之颇宜。可以增强人体抵御外邪的能力，是体质虚弱的孩子预防感冒等感染性疾病的良方。

1. 玉屏风颗粒的作用

（1）改善症状：玉屏风颗粒单独使用或联合常规疗法可改善患儿多汗、恶风、咳嗽、纳差、乏力等临床症状，缩短发热、咳嗽等症状持续时间，并减少抗生素使用时间。

（2）控制慢性呼吸道疾病：如反复上呼吸道感染，就是我们常

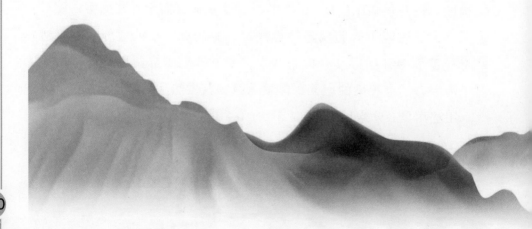

说的"爱感冒"，或者是患有哮喘、肺心病等基础疾病者，服用玉屏风颗粒，能补气益肺，控制病情。玉屏风颗粒联合西药常规治疗可提高哮喘控制率，减少复发，缓解症状，改善肺功能，调节患儿免疫功能。

（3）调理气虚体质：玉屏风颗粒对气虚体质引起的反复感冒、咳嗽、畏寒怕冷、自汗、体虚乏力等症状都具有很好的调理效果。特别是生长发育还不是特别完善的儿童，为易感人群，服用玉屏风颗粒，能益气固表，增强抵抗力，预防感冒，减少感冒反复发作。

（4）改善过敏体质：玉屏风颗粒可以调节机体免疫功能，抑制变态反应，改善过敏体质，减少如过敏性鼻炎、荨麻疹、湿疹等过敏性疾病的反复发作。

2. 玉屏风颗粒的适用人群

比其他小朋友都爱出汗，而且特别容易感冒的孩子；在某些疾病后期，体质较虚弱时期；由于体质虚弱导致的慢性疾病。有上述情况都可以服用玉屏风颗粒。同时玉屏风颗粒还可以治疗和预防反复呼吸道感染、小儿肾病综合征、小儿喘息型慢性支气管炎、哮喘、慢性支气管炎、支原体肺炎、病毒性肺炎、小儿变应性鼻炎、角膜溃疡病、复发性口腔溃疡、慢性荨麻疹、慢性湿疹、慢性阻塞性肺

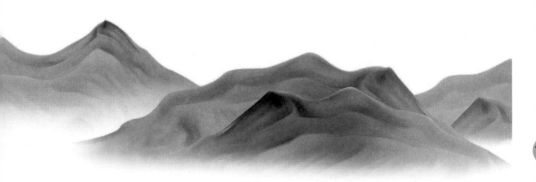

疾病属肺气虚证等。

用法用量：开水冲服。小于1岁，一次2 g；1～5岁，一次2.5～5 g；6～14岁，一次5 g，一日3次。

注意事项：忌油腻食物。本品宜饭前服用。若属外感自汗或阴虚盗汗，则不宜使用。

（林双竹　蔡倩）

第五部分

特色疗法

　　中医特色疗法，包括小儿推拿、刮痧、拔罐、食疗等，疗效显著，为儿童健康提供了全新的自然、安全、方便、有效的方法，避免了吃药困难的问题。但无论是何种操作，都需要掌握准确的穴位、正确的手法，切忌使用蛮力。本部分内容，将带你了解祖国医学的精妙，同时能够使您在孩子未生病、生病和恢复的过程中不再茫然无措，并且可以借助这些疗法帮助孩子强身健体、远离疾病、缩短病程、与健康相伴。

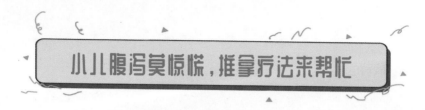

小儿腹泻是儿科常见的一种疾病。掌握一些小儿推拿的手法，不仅可以让孩子少吃药打针，还能减轻孩子的痛苦。

一、什么是小儿推拿

小儿推拿是在中医儿科学和中医推拿学的基本理论指导下，根据儿童的生理和病理特点，在儿童体表特定的穴位或部位施以手法，以防病、治病为目的的一种中医外治疗法，可以使小儿气血调和、经络通畅、阴阳平衡、正气充足，具有益智、增进食欲、助长、增强免疫功能等保健作用。小儿推拿是一种纯绿色疗法，无痛苦、无副作用，易被患儿及其家长接受。

二、小儿推拿如何治疗腹泻

1. 基本手法

小儿推拿中治疗腹泻的四大基本手法为摩腹、揉脐、推上七节骨、揉龟尾。

（1）摩腹

定位：腹部

操作：掌或四指顺时针轻柔摩腹，5分钟。

（2）揉脐

定位：肚脐处

操作：用中指端或掌根揉，100～300次。

（3）推上七节骨

定位：第四腰椎至尾椎骨端（长强）成一条直线。

操作：用拇指桡侧面或食、中二指面自下向上直推，100～300次。

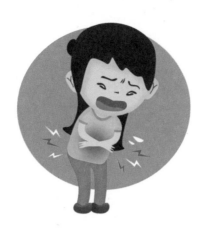

（4）揉龟尾

定位：尾椎骨端。

操作：拇指端或中指端揉，称揉龟尾，100～300次。

2. 根据腹泻的不同类型添加治疗手法

（1）寒湿泄

表现：这种腹泻多表现为大便清稀多沫，色淡不臭，肠鸣腹痛，面色淡白，口不渴，小便清长。

处方：腹泻四大手法加补脾经、推三关、补大肠、揉外劳宫、按揉足三里。若肠鸣腹痛者加揉一窝风、拿肚角。

1）补脾经

定位：拇指桡侧缘、自指尖直至指根赤白肉际处，或拇指末节螺纹面。

操作：将患儿拇指屈曲，循拇指桡侧缘向指根方向直推，100～500次。

2）推三关

定位：前臂桡侧，阳池至曲池成一条直线。

操作：用拇指桡侧面或食、中指面自腕推向肘，100～300次。

3）补大肠

定位：食指桡侧缘、自食指尖至虎口成一条直线。

操作：从食指尖直推向虎口，100～300次。

4）揉外劳宫

定位：掌背中，与内劳宫相对处（内劳宫：掌心中，屈指时中指、无名指之间中点）。

操作：用拇指或中指端揉之，100～300次。

5）按揉足三里

定位：外膝眼（犊鼻穴）下3寸，胫骨前旁开1横指（中指）。

操作：用拇指或中指端揉之，100～300次。

（2）湿热泄

表现：腹痛即泄，急破暴注，色褐热臭，身体微热，口渴、尿少，此症状可引起痢疾。

处方：腹泻四大手法加清脾经、清胃经、清大肠经、清小肠经、退六腑、揉天枢。

1）清脾经

定位：拇指桡侧缘，自指尖直至指根赤白肉际处，或拇指末节罗纹面。

操作：将患儿拇指屈曲，由指根向指端方向直推，100～500次。

2）清胃经

定位：拇指掌面近掌端第一节（或鱼际桡侧赤白肉际处）。

操作：自掌根向拇指根方向直推，100～500次。

3）清大肠经

定位：食指桡侧缘，自食指尖至虎口成一条直线。

操作：从虎口直推向食指尖，100～300次。

4）清小肠经

定位：小指尺侧边缘，自指尖到指根成一条直线。

操作：自指根直推向指尖，100 ~ 300 次。

5）退六腑

定位：前臂尺侧，阴池至肘成一条直线。

操作：用拇指面或食、中指面自肘推向腕，100 ~ 300 次。

6）揉天枢

定位：脐旁 2 寸。

操作：用拇指或食指端揉，1 ~ 3 分钟。

（3）伤食泄

表现：腹痛胀满，泄前哭闹，泄后痛减，大便量多，酸臭，口渴有味，可伴有呕吐，味道酸臭。

处方：腹泻四大手法加运板门、运内八卦、补脾经、清大肠经、揉天枢。

1）运板门

定位：手掌鱼际平面。

操作：用推法自指根推向腕横纹，100 ~ 300 次。

2）运内八卦

定位：手以掌心为圆心，从圆心至中指根横纹约 2/3 处为半径所作圆周。

操作：用运法，顺时针方向运，100 ~ 300 次。

（4）脾虚泄

久泄不愈，或经常反复发作，迁延日久，可累及肾阳，脾气阳虚，面色㿠白，食欲不振，便稀夹有奶块，即食物残渣，手足微冷。

处方：腹泻四大手法加补脾经、补大肠、推三关、捏脊。久泄不止者加按揉百会；腹胀加运内八卦。

1）补大肠

定位：食指桡侧缘、自食指尖至虎口成一条直线。

操作：从食指尖直推向虎口，100 ~ 300次。

2）捏脊

定位：大椎至长强成一条直线。

操作：用食、中二指面自上而下作直推，称推脊；用捏法自下而上称为捏脊。捏脊一般捏3 ~ 5遍，每捏三下再将背脊皮提一下，称为捏三提一法。推100 ~ 300次，捏3 ~ 5次。

（5）惊恐泄

表现：受惊后即泄，大便色青。易哭闹，睡眠差。

处方：腹泻四大手法加平肝经、捣揉小天心、掐揉五指节、开天门、补脾经、补大肠。

1）平肝经

定位：食指末节螺纹面。

操作：自食指掌面末节指纹推向指尖为清，称清肝经，100 ~ 500次。

2）捣揉小天心

定位：大小鱼际交接处凹陷中。

操作：中指端揉，揉100 ~ 300次；以中指尖或屈曲的指间关节捣，5 ~ 20次。

3）掐揉五指节

定位：掌背五指第一指间关节

操作：拇指甲掐之，称掐五指节；用拇、食指揉搓称揉五指节。各掐3 ~ 5次；揉30 ~ 50次。

4）开天门

定位：两眉中间至前发际成一条直线。

操作：两拇指自下而上交替直推，30 ~ 50次。

3. 注意事项

（1）术者指甲须修剪圆滑，长短适宜，以不触痛患儿皮肤为宜。在操作前可将玉米淀粉、爽身粉等涂抹在要推拿的部位，操作手法要轻柔和缓，勿擦伤孩子的皮肤。

（2）室内保持一定温度，不宜过冷过热、空气流通，环境安静，避免风吹着凉。

（3）不要在孩子过饥或过饱、哭闹、抗拒的情况下强行推拿。

（4）孩子如果腹泻症状严重，如精神萎靡、脱水等，请及时就医。

（闫煦　张远超）

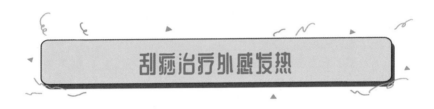

刮痧治疗外感发热

一、何为外感发热

小儿外感发热是指感冒引起的发热症状，常伴有恶寒、头痛、咳嗽、咽不适（咽痒或咽痛）、喷嚏、鼻塞、流涕等症状，居小儿常见病症之首，一年四季均有发病，多发于气候突变，寒热失调之时，属现代医学急性上呼吸道感染。起病急，传变快，易因热而致惊厥等。

发热一般认为腋温 37.5 ~ 38℃为低热，38.1 ~ 39℃为中度发热，39.1 ~ 40.5℃为高热，大于 40.5℃为超高热，本疗法主要用于低热及中度发热（≤ 39℃）。

二、什么是刮痧疗法

刮痧古称砭法，是中医治疗六大技法之首。所谓刮痧疗法就是运用特定的工具（牛角、玉石、瓷片，小汤勺等），在选定的穴位上施术，以解除病痛，这是治疗疾病的民间自然简易疗法。刮痧历史悠久，源远流长，可追溯到两千多年前的《黄帝内经》时代，唐、宋、元、明时期已广泛应用流传，至清代大为盛行，如王凯的《痧症全书》、释普净的《痧症指微》等十多部著作中均有相关记载。目前本法已发展到治疗内、外、妇、儿等科近400种病症，并涉及消除疲劳、减肥、养颜美容等养生保健领域。

刮痧疗法操作简便，不需医学基础，易学易懂，效果显著而无不良反应。人们在享受刮痧带来美丽和健康的同时，纷纷惊叹刮痧的潜力和神奇的效果，并通过刮痧领略到了传统医学的魅力。今天，刮痧不仅被国人青睐，而且跨越了国界，深深吸引着一些寻求健康的人们。

刮痧治疗小儿外感发热是通过刮拭刺激经络穴位，达到疏通经络、解表发汗的退热作用。

三、操作方法

家长可以在家里给宝宝刮痧，具体步骤如下。

1. 器械准备

（1）刮痧板。

（2）刮痧油。

（3）干净的卫生纸或毛巾。

（4）75%酒精及消毒棉球。

2. 按操作顺序取穴

（1）夹脊穴：夹脊在背腰部，当第一胸椎至第五腰椎棘突下两侧，后正线旁开0.5寸。

（2）膀胱经：是人体十二经脉之一，本疗法取其分支，位于脊柱两旁，督脉旁开1.5寸，肺俞到三焦俞。

（3）大椎穴：第7颈椎棘突下凹陷中。

（4）三关：位于前臂桡侧缘，自腕横纹至肘横纹。

（5）六腑：前臂屈侧尺侧边，自肘至腕一线。

（6）天河水：位于前臂正中总筋至洪池（曲泽）成一条直线。

3.详细操作

（1）选择合适室温：以空气新鲜、冷暖适宜的室内环境为佳，室温以不低于18℃为宜。室温过高时避免空调或风扇的冷风直吹。

（2）检查刮痧器具，清洁消毒。

（3）向宝宝说明刮痧情况，解除其恐惧心理，以求其密切配合。

（4）宝宝先取俯卧位，后取坐位，充分暴露刮治部位。

（5）操作者握持刮痧板，先用刮痧板边缘将滴在皮肤上的刮痧油自下向上涂匀，沉肩、垂肘、运腕、用指，使刮板与刮拭部位角度约为45°～90°，运板宜轻灵勿滞，均匀柔和，持久有力，一气呵成。

（6）刮痧顺序：第一步，宝宝取俯卧位，暴露后背部，取背部夹脊穴和膀胱经（肺俞到三焦俞）由上向下，单方向刮拭，以出痧为度。

第二步，宝宝取俯卧位，暴露后颈部，取大椎穴，由上向下，刮拭，以出痧为度。

第三步，宝宝取坐位，暴露手前臂，取三关、天河水穴，由腕横纹刮至肘横纹（离心方向），取六腑穴，由肘横纹刮至腕横纹（向心方向），单方向刮拭，以潮红为度。

（7）刮拭结束后，用清洁的卫生纸或毛巾按压在所刮之处，擦拭干净残留的油渍，迅速穿衣保暖。

（8）治疗时间及疗程：1次1疗程，每次约10分钟，以痧起汗出为度。

四、注意事项

1.刮痧时室内温度适宜（以不低于18℃为宜），避风寒。

2.刮治过程中，如出现精神疲倦、头晕目眩、面色苍白、恶心欲吐、出冷汗、心慌、四肢发凉，甚至血压下降，神志昏迷等晕刮现象，应立即停止刮痧治疗，抚慰患者勿紧张，帮助其平卧，注意保暖，饮温开水或糖水。或马上拿起刮板用角部点按人中穴，力量宜轻，避免重力点按后局部水肿。对百会穴和涌泉穴施以泻刮法，患者病情好转后，继续刮内关、足三里。采取以上措施后，晕刮可立即缓解。

3. 宜饮适量温开水，稍事休息，至少 24 小时内禁止洗澡。

4. 热退后仍要遵医嘱规范治疗。

5. 刮痧 30 分钟后热仍未降者，应采用其他疗法。

6. 过饥或过饱时、体质特别虚弱或皮肤有斑疤、炎症、溃疡、破损，以及患有出血性疾病（如血友病、血小板减少、再生障碍性贫血等）的孩子都不适合刮痧。

（冯晓娜　张强　朱浩宇）

拔罐治疗外感咳嗽

一、何为外感咳嗽

外感咳嗽就是感受外邪所致的咳嗽。表现为起病较急，声盛而浊，同时可伴有发热、头痛、身痛、鼻塞、流涕、咽干、喉痒等外感证候。本病相当于西医学中的气管支气管炎。

二、什么是拔罐疗法

拔罐疗法是古代六大技法之一。拔罐疗法又称为"火罐法""吸筒法"，是指运用各种罐具，经过排除其中的空气产生负压，使之吸附于皮肤表面，通过局部的负压和温热作用，引起局部组织充血和皮内轻微的瘀血，促使该处的经络通畅，气血旺盛，以刺激经络腧穴或拔毒排脓，从而达到相应治疗以及保健作用的一种常用的外治方法。拔罐具有调整阴阳、扶正祛邪、疏通经络、止痛、消肿、散结、退热、祛风、散寒、除湿、拔毒等作用,广泛地运用于内、外、妇、儿、骨伤、皮肤、五官等科病症的治疗。具有操作简便、易于掌握、器具经济、疗效迅速、使用安全、无副作用等优点。

三、操作方法

1. 采用器具或设备

（1）介质：医用白凡士林油。

（2）消毒剂：75%医用消毒酒精。

（3）点火用具：酒精棉球，止血钳。

（4）拔罐用具：玻璃罐。根据所选拔罐部位面积的大小，宝宝体质的强弱，以及病情而选用大小适宜的玻璃罐，多选用 1 ~ 3 号罐。

2. 准备工作

（1）检查应用的消毒用品、器材是否齐备堪用，并用75%酒精棉球消毒擦净，按次序排列好。

（2）术者施术前要做好手指的消毒。

（3）用75%酒精将火罐消毒，消毒后放置1~2分钟。

（4）冬季或深秋、初春，天气寒冷，拔罐前为避免有冷感，可预先将罐放在火上燎烤。温罐时注意只烤其底部，不可烤其口部，以防过热造成烫伤。温罐时间，以罐子不凉和皮肤温度相等，或稍高于体温为宜。

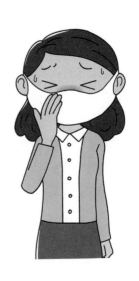

（5）对孩子说明施术过程，以消除其疲劳和紧张，解除其恐惧心理，增强其治疗信心。

3. 体位

采用仰卧位和俯卧位两种姿势。

4. 选穴

（1）肺腧：位于第三胸椎棘突旁开 1.5 寸。

取穴方法：取定穴位时，一般采用正坐或俯卧姿势，肺俞穴位于人体的背部，当第三胸椎棘突下，左右旁开二指宽处。

（2）膈腧：在第七胸椎棘突下旁开 1.5 寸。

取穴方法：取定穴位时，一般采用正坐或俯卧姿势，膈腧穴位于人体的背部，当第七胸椎棘突下，左右旁开二指宽处。

（3）天突：仰靠坐位取穴，位于颈部，当前正中线上胸骨上窝中央。

（4）膻中：位于前正中线，平第 4 肋间，两乳头连线的中点。

5. 施术

（1）将选好的部位显露出来，在穴位上均匀涂抹凡士林，以增强拔罐效果，并且可以防止烫伤。

（2）一手持火罐，另一手持止血钳夹 95% 的酒精棉球点燃，深入罐内中下端，绕 1～2 周后迅速抽下，使其罐内形成负压后迅速扣至已经选定穴位上进行闪罐，待皮肤颜色潮红后再将火罐留置。拔罐过程中随时观察火罐吸附情况和皮肤颜色变化。

（3）留罐时间：一般小儿（3～5 岁）留罐 1～2 分钟，大孩子（6～18 岁）留罐 3～5 分钟就可将罐取下，此外还应根据患者的年龄、体质、病情、病程，以及拔罐的施术部位而灵活掌握。

（4）起罐：用一只手拿住罐子，另一只手按罐口边的皮肤，两手协作，待空气缓缓进入罐内后（空气进入不宜太快否则负压骤减容易产生疼痛），罐即落下，切不用力起拔，以免损伤皮肤。

（5）拔罐次数：每周 1 次，一般 4 次为 1 个疗程。

四、注意事项

1. 拔罐后 2 天内禁止洗澡，拔罐完毕后，多喝温开水，同时休息 10 至 20 分钟。

2.过饥或过饱时、体质特别虚弱或皮肤有斑疤、炎症、溃疡、破损，以及患有出血性疾病（如血友病、血小板减少、再生障碍性贫血等）的孩子都不适合拔罐。

3.火罐拔上后，应不断询问宝宝的感觉（假如用玻璃罐，还要观察罐内皮肤反应情况），如果罐吸力过大，产生疼痛即应放入少量空气。方法是左手拿住罐体稍倾斜，以右手指按压对侧的皮肤，使之形成一微小的空隙，让空气徐徐进入，入气适度时即应停止，重新扣好。拔罐后宝宝如感到吸着无力，可起下来再拔一次。

4.不良反应处理：小儿拔罐后如果感到拔罐区异常紧而痛，或有烧灼感受，则应立即拿掉火罐，并检查皮肤有无烫伤，宝宝是否过度紧张，术者手法是否有误，或罐子吸力是否过大等，根据具体情况予以处理。如此处不宜再行拔罐，可另选其他部位。

（张强　张远超）

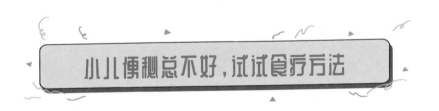

小儿便秘总不好，试试食疗方法

一、什么是便秘

小儿便秘是由于排便规律改变所致，指排便次数明显减少、大便干燥、坚硬，秘结不通，排便时间间隔较久（>2 天），无规律，或虽有便意而排不出大便。

二、便秘有什么危害

"便秘为万病之源"，便秘可引起肠道菌群代谢失调，影响孩子生长发育；中医认为"肺与大肠相表里"，便秘也可引起呼吸道疾病；便秘时间过长也容易导致痔疮、肛裂，严重影响孩子的健康及生活质量。

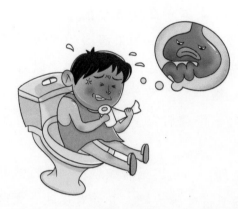

对于便秘，许多人常用的方法都是减少食量、只吃高纤维食物、大量食用香蕉、不吃油，甚至长期使用泻药、开塞露等，这样不但对缓解便秘没有帮助，反而有可能加重病情。这时我们不妨试一试食疗的方法。

三、什么是食疗

在很多人的眼中，食物本身的作用主要在于充饥，其实不然。在中医理论上，人们很早就认识到食物补剂不仅能够提供营养，同时也能够疗疾祛病。食疗又称食治，是在中医理论指导下利用食物的特性来调节机体功能，使其获得健康或愈疾防病的一种方法。

有人觉得，食疗就是在三餐的食物中，加入某些中药，如煲汤加入茯苓、虫草、黄芪、当归等。其实这是大家对食疗的误解的误区，这种加入药物的做法并不是真正的食疗，而是药膳，它用于有疾病之时的辅助治疗。

真正的食疗食材应来自于菜市场和食品超市的粮食、蔬菜、水果、肉蛋等，以及某些药食共用的食材，如老姜、大枣、花椒、桂皮、山楂、鱼腥草等，但绝不是来自药房的专用药物，它主要用于无病之日的养生保健，当然也可用于有病之时的辅助治疗。

四、针对便秘适用的食疗

除了鼓励孩子多食用水果、蔬菜，适当食用坚果，少食肉类及油炸之物之外，还可以根据不同年龄及便秘的程度尝试下面几种食谱，长期坚持可改善及治疗小儿便秘。

1. 胡桃粥

胡桃肉 30 ~ 50 g，去皮捣烂，粳米 50 g，加水如常法煮粥，粥熟后把胡桃肉加入，调匀，浮起粥油时即可食用。一般早晚各服一次。

2. 红薯粥

红薯 500 g，大米 200 g，将红薯洗净后切成片或块状，与大米共煮成粥，每天早晚服用。

3. 香油冰糖通便茶

香油、冰糖、水适量，且等量，入锅同煮至冰糖溶化，放凉备用。每次 30 ~ 50 mL，每日 2 ~ 3 次，服至大便通畅后减量或停服。

4. 苹果蜂蜜茶

苹果、蜂蜜适量，苹果去皮核，捣成果泥，将一大茶匙苹果泥倒入 100 mL 温开水中，加入适量蜂蜜搅匀即成。每日 2 次，常饮用。（注意：一岁以内宝宝不要用蜂蜜）

5. 核桃芝麻糊

核桃仁、黑芝麻各 30 g，共捣如泥，开水冲服，每日 1 次，空

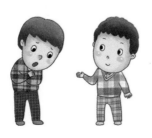
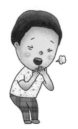
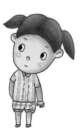

腹服用。

6. 松子仁粥

大米 100 g 煮粥，熟前放入松子仁 30 g，煮至粥成，加糖食用。

（闫煦　张远超）